中药材

食疗小手册

养生膳食

随手查

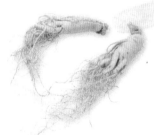

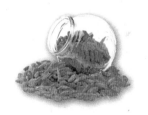

胡维勤　主编

黑龙江出版集团

黑龙江科学技术出版社

图书在版编目（CIP）数据

中药材养生药膳随手查 / 胡维勤主编. -- 哈尔滨：
黑龙江科学技术出版社，2017.6
（食疗小手册）
ISBN 978-7-5388-9139-3

Ⅰ.①中… Ⅱ.①胡… Ⅲ.①中药材－食物养生
Ⅳ.①R247.1

中国版本图书馆CIP数据核字(2017)第026229号

中药材养生药膳随手查
ZHONGYAOCAI YANGSHENG YAOSHAN SUISHOU CHA

主　　编	胡维勤
责任编辑	闫海波
摄影摄像	深圳市金版文化发展股份有限公司
策划编辑	深圳市金版文化发展股份有限公司
封面设计	深圳市金版文化发展股份有限公司
出　　版	黑龙江科学技术出版社
	地址：哈尔滨市南岗区建设街41号　邮编：150001
	电话：（0451）53642106　传真：（0451）53642143
	网址：www.lkcbs.cn　www.lkpub.cn
发　　行	全国新华书店
印　　刷	深圳市雅佳图印刷有限公司
开　　本	723 mm×1020 mm　1/16
印　　张	7
字　　数	120 千字
版　　次	2017年6月第1版
印　　次	2017年6月第1次印刷
书　　号	ISBN 978-7-5388-9139-3
定　　价	19.80元

目录
Contents

PART 1　药材煲汤常识介绍

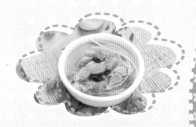

PART 2　补血养颜药膳汤

提神健脑药膳汤

强身健体药膳汤

保肝护肾药膳汤

养心润肺药膳汤

PART 7 滋补养生药膳汤

PART 1

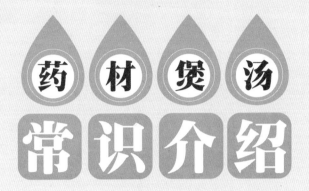

药材煲汤
常识介绍

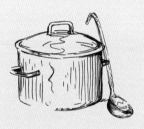

　　汤的历史悠久，根据考古学家所发掘的文物表明，亚洲地区是世界上最早做汤的地方。汤已是中华美食的一大特色。"无汤不上席，无汤不成宴"已成为一种饮食时尚。不论春夏秋冬、不论男女老少，每日饮食总不离功效各异的汤水。不管是香浓醇美的老火靓汤，还是鲜美清淡的生滚汤水，还是颇具食疗特色的药膳汤，都会是餐桌上一道永恒的风景。

煲汤食材的五脏养生

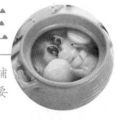

中医认为，"药食同源"，用不同颜色的食材煲汤，可以辅助治疗不同的疾病，而且可以保证自身"血质"良好。所以想要保证自身健康，不妨试试"对色煲汤"。

❶ 红色食材养心

红色食材包括胡萝卜、红辣椒、西红柿、西瓜、山楂、红枣、草莓、红薯、红苹果等。按照中医的五行学说，红色为火，为阳，故红色食材进入人体后可入心、入血，大多具有益气补血和促进血液、淋巴液生成的作用。

研究表明，红色食材一般具有极强的抗氧化性，它们富含番茄红素、单宁酸、维生素A、维生素C等，可以保护细胞，具有抗炎作用，能增强人的体力和缓解因工作、生活压力造成的疲劳。尤其是番茄红素，对心血管具有保护作用，有独特的氧化能力，能保护体内细胞，使脱氧核糖核酸及免疫基因免遭破坏，减少癌变危害，降低胆固醇。

有些人易受感冒病毒的侵害，多

用红色食材煲汤可增强机体免疫力，增强人体抗御感冒的能力。如胡萝卜所含的胡萝卜素，可以在体内转化为维生素A，保护人体上皮组织，预防感冒。此外，红色食材还能为人体提供丰富的优质蛋白质和许多矿物质、维生素以及微量元素，能大大增强人的心脏和造血功能。因此，经常用一些红色食材煲汤，对增强心脑血管活力、提高淋巴免疫功能颇有益处。

❷ 黄色食材养脾

五行中黄色为土，因此，黄色食材摄入后，其营养物质主要集中在中医所说的"中土"（脾胃）区域。

黄色的食材，如南瓜、玉米、花生、大豆、土豆、杏等，可提供优质蛋白、脂肪、维生素和微量元素等

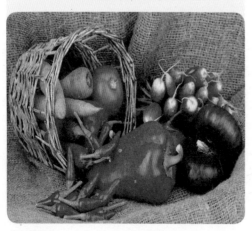

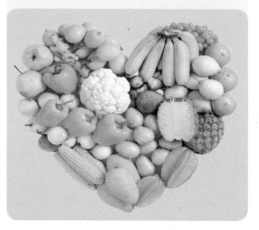

营养物质，常食对脾胃大有裨益。此外，在黄色食材中，维生素A、维生素D的含量均比较丰富。维生素A能保护肠道和呼吸道黏膜，可以减少胃炎、胃溃疡等疾病的发生；维生素D能促进身体对钙、磷元素的吸收，进而起到壮骨强筋之功效。

③ 绿色食材养肝

近年来，绿色食材始终扮演着生命健康"清道夫"和"守护神"的角色，因而备受人们青睐。

绿色食材主要指芹菜、上海青、菠菜等，这类食物水分含量高，为90%～94%，而且热量较低。中医认为，绿色（含青色和蓝色）入肝，多食绿色食品具有舒肝强肝的功效，是良好的人体"排毒剂"。另外，五行中"青绿"克"黄"（木克土，肝制脾），所以绿色食材还能起到调节脾胃消化吸收功能的作用。绿色蔬菜中含有丰富的叶酸成分，而叶酸已被证实是人体新陈代谢过程中最为重要的维生素之一，可有效地消除血液中过多的同型半胱氨酸，从而保护心脏的健康。绿色食材还是钙元素的最佳来源，绿色食材无疑是补钙佳品。

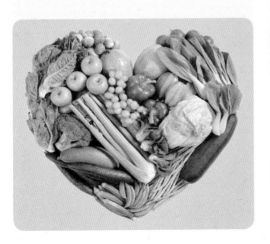

④ 白色食材养肺

白色食材主要指山药、燕麦片等。白色在五行中属金，入肺，偏重于益气行气。据科学分析，大多数白色食材，如牛奶、大米、面粉和鱼类等，含蛋白质成分都比较丰富，经常食用既能消除身体的疲劳，又可促进疾病的痊愈。此外，白色食材还属于一种安全性相对较高的营养食物，因为它的脂肪含量比红色食材低得多，十分符合科学的饮食方式，特别是高血压、心脏病、高血脂、脂肪肝等患者，用白色食材煲汤会更好。

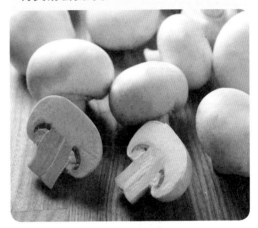

⑤ 黑色食材养肾

黑色食材是指颜色呈黑色、紫色、深褐色的各种天然植物或动物，如黑木耳、黑茄子等。五行中黑色主水，入肾，因此，常用黑色食材煲汤更益补肾。研究发现，黑米、黑芝麻、黑豆、黑木耳、海带、紫菜等食物的营养保健功能和药用价值都很高，它们可明显降低动脉硬化、冠心病、脑卒中等疾病的发生率，对流感、气管炎、咳嗽、慢性肝炎、肾病、贫血、脱发、须发早白等症均有很好的辅助治疗效果。

药膳汤常用药材

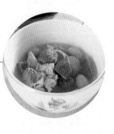

药膳食材就是可供烹饪的药材，有极高的养生价值，通常用于煲汤，部分也可用于炒菜。下面简单介绍一些常见的药膳食材的功效。

① 人参

属性：味甘、微苦，性微温。

功效：大补元气、固脾生津、安神，治劳伤虚损、食少、大便滑泄、虚咳喘促、尿频等症，还可治妇女崩漏、小儿慢惊、久虚不复等症。

② 党参

属性：味甘、微苦，性平。

功效：党参具有补中益气、健脾益肺的功效，可治疗气血不足、脾肺虚弱、劳倦乏力、气短心悸、食少溏便、血虚萎黄、便血、崩漏等常见病症。

③ 山药

属性：味甘，性平，无毒。

功效：山药具有补脾养胃、生津益肺、补肾涩精等功效，用于脾虚食少、久泻不止、肺虚喘咳、肾虚遗精、带下、尿频、虚热消渴等症。

④ 当归

属性：味甘、辛，性温。

功效：可补血活血、润肠通便，用于血虚萎黄、眩晕心悸、月经不调、经闭痛经、虚寒腹痛、肠燥便秘、跌打损伤等。

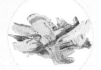

⑤ 阿胶

属性：味甘，性平。

功效：阿胶主要具有滋阴补血、安胎养气的功效，可以治疗血虚、虚劳咳嗽、吐血、鼻出血、便血，以及妇女月经不调、崩中、胎漏等女性疾病。

⑥ 百合

属性：味甘、微苦，性平。

功效：具有润肺止咳、清心安神等功效，可以治疗肺沸久嗽、咳嗽痰血、热病后余热未清、虚烦惊悸、神志恍惚，以及脚气、水肿等病症。

7 枸杞

属性：味甘，性平。

功效：具有滋肾、润肺、补肝、明目等功效，可以治疗肝肾阴亏、腰膝酸软、头晕目眩、目昏多泪、虚劳咳嗽、消渴、遗精等病症。

8 金银花

属性：味甘，性寒。

功效：具有清热解毒的功效，可以治疗温病发热、热毒血痢、痈疡、肿毒、瘰疬、痔漏等病症，也是炎热夏日提神解暑的良饮。

9 绿豆

属性：味甘，性凉。

功效：具有清热解毒、消暑、利水等功效，可以治疗暑热烦渴、水肿、泻痢、丹毒、痈肿、解热药毒等病症，也是夏季常备的解暑饮品。

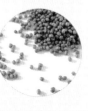

10 莲子

属性：味甘、涩，性平。

功效：具有养心、益肾、补脾、涩肠等功效，多治夜寐多梦、遗精、淋浊、久痢、虚泻、妇人崩漏带下等症。莲子还能止呕、开胃，常用来治疗噤口痢。

11 山楂

属性：味酸、甘，性微温。

功效：有消食积、散瘀血、驱虫等功效，可以治疗肉积、癥瘕、痰饮、痞满、泻痢、肠风、腰痛、恶露不尽等症。

12 薏仁

属性：味甘、淡，性凉。

功效：有健脾补肺、清热利湿等功效，多用于治疗泄泻、湿痹、筋脉挛缩、屈伸不利、水肿、脚气、肺痈、肠痈、白带等症。

13 芡实

属性：味甘、涩，性平。

功效：能固肾涩精、补脾止泻，主治遗精、带下、小便不禁、腹泻等症。用于脾虚泄泻，常配山药、白术；用于遗精、白带过多等，常配金樱子、莲子。

14 白果

属性：味甘、苦，性平，有毒。

功效：有敛肺气、定喘嗽、止带浊等功效，可治哮喘、白带、白浊、遗精、淋病等。对肺病咳嗽、老人虚弱体质的哮喘及各种哮喘痰多者，均有辅助食疗作用。

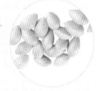

⑮ 核桃仁

属性：味甘，性温。

功效：具有补肾、温肺、润肠及通便等功效。除此之外，核桃仁含有高浓缩的多种营养成分，具有较好的益智作用。

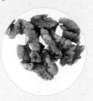

⑯ 红枣

属性：味甘，性温。

功效：补中益气、养血安神，能使血中含氧量增加，滋养全身细胞，是一种药效缓和的强壮剂。

⑰ 玉竹

属性：味甘，性平。

功效：有养阴、润燥、除烦、止渴等功效，可以治疗热病阴伤、咳嗽烦渴、虚劳发热、消谷易饥、小便频数等病症。

⑱ 菊花

属性：味甘、苦，性凉。

功效：菊花具有疏风、清热、消渴明目、解毒等功效，可治头痛、眩晕、目赤、心胸烦热、疔疮、肿毒等病症。

⑲ 龙眼肉

属性：味甘，性温。

功效：有益心脾、补气血、安神等功效，多用于治疗虚劳羸弱、失眠、健忘、惊悸、怔忡等病症。

⑳ 白术

属性：味苦、甘，性温。

功效：有补脾益胃、燥湿和中之功，可治脾胃气弱、倦怠少气、虚胀腹泻、水肿、黄疸、小便不利、自汗、胎气不安等症。

㉑ 杏仁

属性：味苦，微温；有小毒。

功效：能润肺止咳，可治疗咳嗽、气喘、痰多等症，对干性、虚性咳嗽尤为有效。

㉒ 板栗

属性：味甘，性温。

功效：有健脾补肝、强身壮骨的医疗作用，经常生食可治腰腿无力。果壳、树皮有收敛作用；鲜叶可治皮肤炎症。

药膳汤的正确喝法

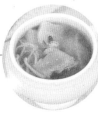

众所周知，汤除了开胃润肠外，还有滋补养生的功效，而喝对养生汤，还能起到很好的食疗效果。

日常人们常喝的药膳汤有荤汤、素汤两大类，荤汤有肉汤、骨头汤、鱼汤、蛋花汤等；素汤有豆腐汤、紫菜汤、西红柿汤、米汤等。而在荤汤与素汤里，还有些特殊的煲法，如：加入水果和各种糖类的甜汤等。

无论是荤汤还是素汤，都应根据个人的健康需求与口味来选料烹制，做到"对症喝汤"。"对症喝汤"可达到防病滋补、清热解毒的"汤疗"效果。

1 延缓衰老多喝骨汤

人到中老年，机体的种种衰老迹象明显，由于微循环障碍而导致心脑血管疾病相继产生。另外，老年人容易发生"钙迁徙"而导致骨质疏松、骨质增生和骨折等症。药膳骨头汤中特殊养分——胶原蛋白可补充钙质，从而改善上述症状，而且配上滋补类

型的药材，就能更好地延缓人体机能的衰老。

2 防治感冒多喝鸡汤

药膳鸡汤特别是母鸡汤中的特殊养分，可加快咽喉及支气管黏膜血液循环，增加黏液的分泌，及时清除呼吸道病毒，可缓解咳嗽、咽干、喉痛等症状，对感冒、支气管炎等防治效果尤佳，再配合清热解毒类药材，在减轻感冒症状的同时，还能补养因为生病而衰弱的机体，双管齐下，使感冒痊愈得更快。

3 治疗哮喘多喝鱼汤

药膳鱼汤中尤其是鲫鱼、墨鱼汤中含有大量的特殊脂肪酸，可防止呼吸道发炎，并预防哮喘的发作，对儿童哮

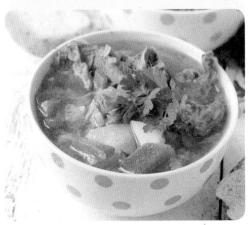

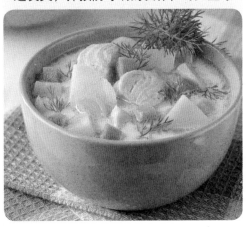

喘病更为有益，鱼汤中卵磷脂对病体的康复更为有利。

涩黄、风热入肾等症，有一定治疗效果；绿豆陈皮排骨汤能厚肠胃、润皮肤、和五脏、滋脾胃。

④ 养气血多喝猪蹄汤

猪蹄性平，味甘，入脾、胃、肾经，能强健腰腿、补血润燥、填精益肾。加入一些花生和猪蹄煲汤，尤其适合女性，民间还用于妇女产后阴血不足、乳汁缺少，而在猪蹄汤中加入益气补血类药材，就能更好地发挥猪蹄的补血功能，再加上药材本身的药性，就使得猪蹄汤的效果更佳。

⑤ 排毒多喝菜汤

各种新鲜蔬菜含有大量碱性成分，常喝蔬菜汤可使体内血液呈正常的弱碱性状态，防止血液酸化，并使沉积于细胞中的污染物或毒性物质重新溶解后随尿液排出体外。

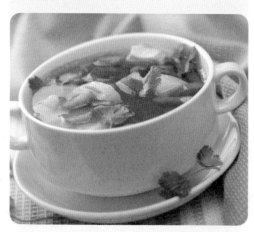

⑥ 退风热多喝豆汤

很多豆类都有祛风除湿、调中下气、活血解毒、明目等功效。而有些药材也有很好的退风热效果，同豆类一起煲汤，既能提升入口的味道，又能提升汤的功效。如甘草生姜黑豆汤，对小便

⑦ 脾虚的人如何喝汤

脾虚的人常常表现为食少腹胀、食欲不振、肢体倦怠、乏力、时有腹泻、面色萎黄。这时不妨适度喝些健脾和胃的汤，如山药汤、豇豆汤等，以促进脾胃功能的恢复。

⑧ 胃火旺盛的人如何喝汤

平时喜欢吃辛辣、油腻食品的人，日久易化热生火，积热于肠胃，表现为胃中灼热、喜食冷饮、口臭、便秘等。这类人群一定要注意清胃中之火，适度多喝苦瓜汤、黄瓜汤、冬瓜汤、苦菜汤等，再搭配去火的中药，效果更显著。

⑨ 老年人及儿童如何喝汤

老年人和儿童由于消化能力较弱，胃中常有积滞宿食，表现为食欲不振或食后腹胀。因此，应注重消食和胃，不妨适量吃点山楂羹、白萝卜汤等消食、健脾、和胃的汤，在煮汤时也可以适量加一些山楂干等助消化的药材。

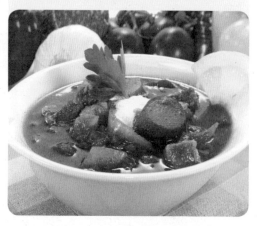

PART 2

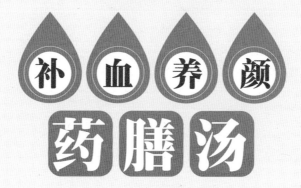

补血养颜
药膳汤

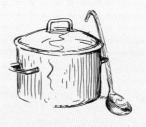

　　对于天生爱美的女性来说，补血养颜的重要性，不言而喻。没有什么能比拥有高贵典雅的气质、娇艳动人的美丽容颜更具吸引力。中医认为，气血不足会严重影响人的容颜，对于天生体质偏弱的女性群体来说，表现得更为明显。在本章中，主要归类总结出了对补血养颜极具功效的药膳汤，在轻松愉快的翻阅过程中，读者可依据身体状况和喜好，挑选出最适合自己的靓汤。

冬瓜薏米瘦肉汤

|材料| 冬瓜300克，瘦肉100克，薏米20克

|调料| 盐5克，鸡精5克，姜10克

|做法| ①瘦肉洗净，切件，氽水；冬瓜去皮，洗净，切块；薏米洗净，浸泡；姜洗净切片。②将冬瓜、瘦肉、薏米放入炖锅中，置大火上，炖1.5小时。③调入盐和鸡精，转小火再稍炖一下即可。

养生小贴士：

冬瓜性寒，能养胃生津、清降胃火，使人食量减少，促使体内淀粉、糖转化为热能，而不变成脂肪。冬瓜还有抗衰老的作用，久食可保持皮肤洁白如玉、润泽光滑，并可保持形体健美。

黑豆益母草瘦肉汤

|材料| 瘦肉250克，黑豆50克，益母草20克，枸杞10克

|调料| 盐5克，鸡精5克

|做法| ①瘦肉洗净，切件，氽水；黑豆、枸杞洗净，浸泡；益母草洗净。②将瘦肉、黑豆、枸杞放入锅中，加入清水慢炖2小时。③放入益母草稍炖，调入盐和鸡精即可。

养生小贴士：

猪肉有滋养脏腑、滑润肌肤、补中益气、滋阴养胃等功效。猪肉营养丰富，其蛋白质和胆固醇含量高，还富含维生素B_1和锌等，是人们最常食用的动物性食品。

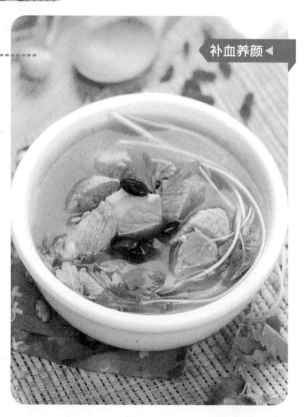

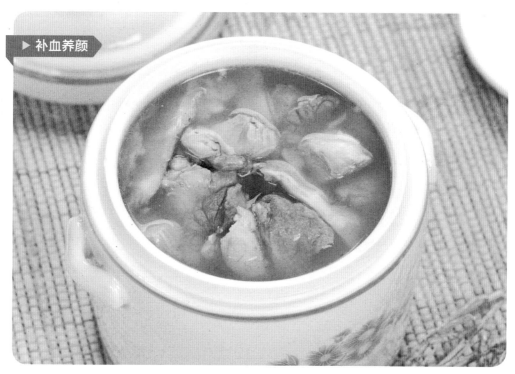

核桃仁当归瘦肉汤

| 材 料 | 瘦肉500克，核桃仁、当归、姜、葱各少许

| 调 料 | 盐6克

| 做 法 | ①瘦肉洗净切件；核桃仁洗净；当归洗净，切片；姜洗净去皮，切片；葱洗净，切段。②瘦肉入水汆去血水后捞出。③瘦肉、核桃仁、当归放入炖盅，加入清水；大火慢炖1小时后，调入盐，转小火炖熟即可食用。

黑豆墨鱼瘦肉汤

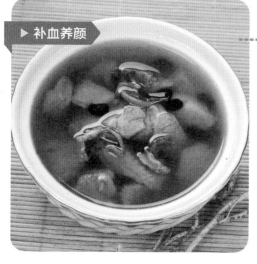

| 材 料 | 瘦肉300克，墨鱼150克，黑豆50克

| 调 料 | 盐5克，鸡精3克

| 做 法 | ①瘦肉洗净，切件，放入沸水锅中汆水片刻，捞出备用；墨鱼洗净，切段；黑豆洗净，用水浸泡。②锅中放入瘦肉、墨鱼、黑豆，加入清水，炖2小时。③调入盐和鸡精即可。

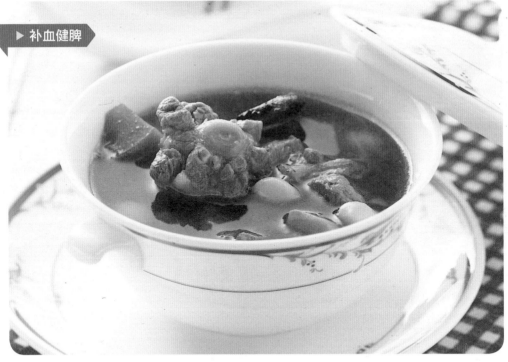

肉苁蓉黄精骶骨汤

| 材 料 | 肉苁蓉15克，黄精15克，猪尾骶骨1副，白果30克，胡萝卜50克 |

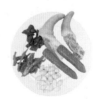

| 调 料 | 盐5克 |

| 做 法 | ①猪尾骶骨入沸水中汆烫，捞出冲净后放入煮锅。②白果洗净；胡萝卜削皮洗净切块，和肉苁蓉、黄精一起放入煮锅，加水盖过材料。③以大火煮开，转小火续煮30分钟，加入白果再煮5分钟，加盐调味即可。 |

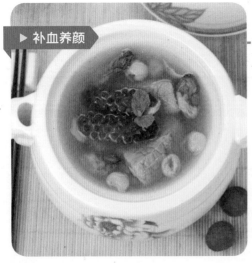

海参淡菜猪肉汤

| 材 料 | 瘦肉350克，淡菜、海参、桂圆肉各20克，枸杞各适量 |

| 调 料 | 盐、鸡精各5克 |

| 做 法 | ①瘦肉洗净，切件；淡菜、海参洗净浸泡；桂圆洗净去壳去核；枸杞洗净。②锅内烧水，放入瘦肉去除血水。③将所有材料放入锅中，加入清水，炖2小时后调入盐和鸡精即可食用。 |

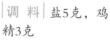

莲藕猪肉汤

| 材 料 | 瘦肉、莲藕各150克，红枣20克，葱10克

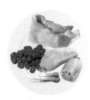

| 调 料 | 盐5克，鸡精3克

| 做 法 | ①瘦肉洗净，切件；莲藕洗净，去皮，切块；红枣洗净；葱洗净，切段。②锅中烧水，放入瘦肉煮净血水。③锅中放入瘦肉、莲藕、红枣，加入清水，炖2小时，放入葱段，调入盐和鸡精即可。

养生小贴士：

莲藕含铁量较高，故对缺铁性贫血的病人颇为适宜。熟藕补心生血、健脾开胃、滋养强壮；煮汤饮能利小便、清热润肺。

清补凉节瓜煲猪蹄

| 材 料 | 猪蹄200克，姜片5克，芡实、莲子、节瓜各适量

| 调 料 | 盐3克

| 做 法 | ①猪蹄洗净，剁开成块；芡实洗净；莲子去莲心，洗净；节瓜去皮，洗净切块。②锅入水烧沸，下入猪蹄，待除去表面血渍后，捞起洗净。③砂煲注水，放入姜片，大火烧开，放入猪蹄、芡实、莲子、节瓜，改小火炖煮3小时，加盐调味即可。

养生小贴士：

猪蹄含有大量胶原蛋白和少量的脂肪、糖类，经常食用，可有效地预防肌营养障碍、改善全身的微循环。

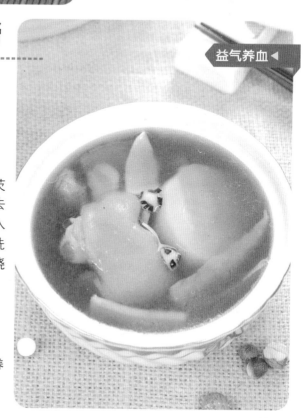

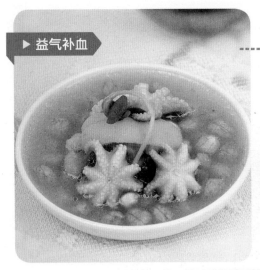

▶ 益气补血

章鱼花生猪蹄汤

| 材 料 | 猪蹄250克，章鱼
干40克，花生仁20粒

| 调 料 | 盐适量

| 做 法 | ①将猪蹄洗净、
切块，放入沸水锅中汆去
血水；章鱼干用温水泡透至柔软；花生仁用
温水浸泡备用。②净锅上火倒入水，调入
盐，下入猪蹄、花生仁。③煲至快熟时，再
下入章鱼干同煲至熟即可。

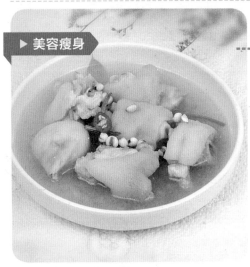

▶ 美容瘦身

美容猪蹄汤

| 材 料 | 猪蹄1只，薏米
35克

| 调 料 | 盐少许

| 做 法 | ①将猪蹄去毛，
用水冲洗干净，剁成块
状，放入沸水锅中，除去血水，捞出用水洗
净；薏米淘洗净备用。②净锅上火，倒入
水，下入猪蹄、薏米，小火煲制65分钟。
③煲好后调入盐即可。

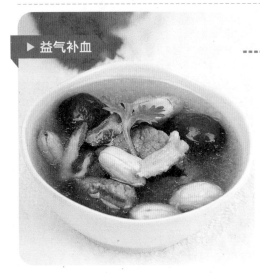

▶ 益气补血

当归猪蹄汤

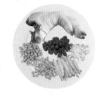

| 材 料 | 猪蹄200克，红枣
5颗，黄豆、花生仁各10
克，当归5克，黄芪3克

| 调 料 | 盐5克，白糖2
克，八角1个

| 做 法 | ①将猪蹄洗净、切块，汆水；红
枣、黄豆、花生仁、当归、黄芪洗净浸泡备
用。②汤锅上火倒入水，下入猪蹄、红枣、
黄豆、花生仁、当归、黄芪、八角煲至成
熟，调入盐、白糖即可。

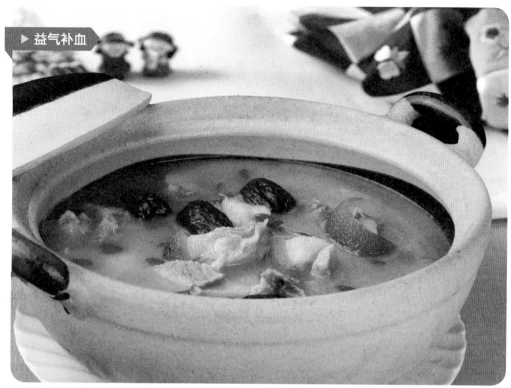

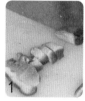   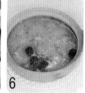

1　2　3　4　5　6

红枣桂圆猪肘汤

|材　料| 猪肘300克，红
枣6克，桂圆7克，枸杞5
克，姜片少许

|调　料| 盐、鸡粉、味
精、胡椒粉、料酒各适量

|做　法|

① 将洗净的猪肘切块。

② 用油起锅，倒入姜片、猪肘块，淋入料酒翻炒匀。

③ 在锅中注水，放入炒过的猪肘块，大火煮至沸腾后捞去浮沫，加入洗净的红枣、枸杞、桂圆，再用大火继续烧热，直至水开。

④ 将煮好的材料倒入备好的砂锅中，置于火上，盖上盖子，用大火煮沸，再转用慢火煲40分钟至猪肘熟烂。

⑤ 揭盖，捞去浮沫，再加入盐、鸡粉、味精、胡椒粉。

⑥ 关火，端出即成。

养生小贴士：

猪肘营养丰富，尤其富含胶原蛋白，还含有较多的脂肪和糖类，并含有钙、磷、镁、铁以及维生素A、维生素D、维生素E、维生素K等有益成分。常吃猪肘可延缓皮肤衰老，使皮肤丰满润泽、富有弹性。

木瓜排骨汤

▶ 补血健脾

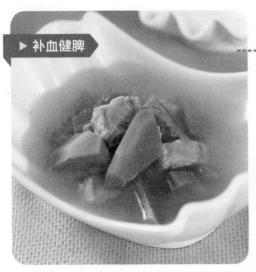

| 材 料 | 木瓜300克，排骨600克，生姜5克 |

| 调 料 | 盐5克，味精3克 |

| 做 法 | ①将木瓜削皮去核，洗净切块；排骨洗净，斩件；生姜洗净，切片。②木瓜、排骨、姜片同放入锅里，加清水适量，用大火煮沸后，改用小火煲2小时。③待熟后，调入盐、味精即可。

甲鱼猪骨汤

▶ 养颜通脉

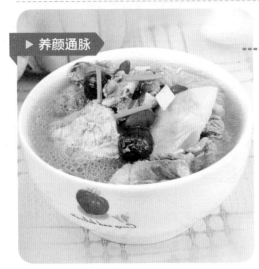

| 材 料 | 甲鱼200克，猪骨175克，桂圆肉4颗，枸杞2克，姜片2克 |

| 调 料 | 盐6克 |

| 做 法 | ①将甲鱼清理干净斩块，汆水；猪骨洗净斩块，汆水；桂圆肉、枸杞洗净备用。②净锅上火倒入水，加入姜片烧开，下入甲鱼、猪骨、桂圆肉、枸杞煲至熟，调入盐即可。

银杏骨头汤

▶ 清补益气

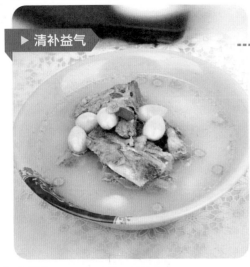

| 材 料 | 银杏150克，猪脊排125克，桑白皮5克，茯苓3克，葱、姜片各3克 |

| 调 料 | 清汤适量，盐6克 |

| 做 法 | ①将银杏去除硬壳，用温水浸泡洗净；猪脊排洗净，斩块备用。②净锅上火倒入清汤，放入葱、姜片、桑白皮、茯苓，下入银杏、猪脊排煲至成熟，调入盐即可。

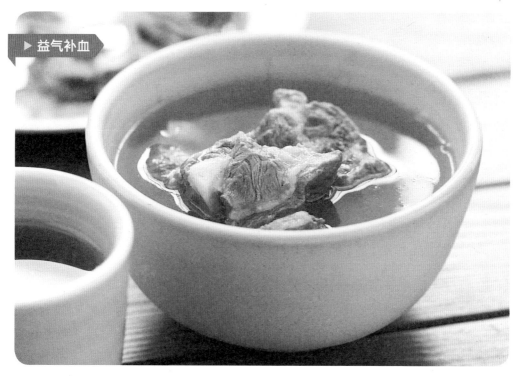

党参排骨汤

| 材 料 | 羌活、独活、川芎、前胡各2.5克，党参15克，柴胡10克，茯苓、甘草、枳壳各5克，排骨250克，干姜5克

| 调 料 | 盐4克

| 做 法 | ① 药材洗净入锅加1200毫升水熬剩600毫升。② 排骨斩件，汆烫后放入炖锅，加入药汁和干姜，加水盖过材料煮开。③ 转小火炖约30分钟，加盐调味即可。

虫草红枣炖甲鱼

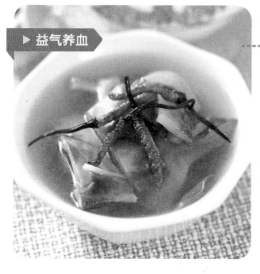

| 材 料 | 甲鱼1只，冬虫夏草10枚，红枣10颗，葱、姜片、蒜瓣各适量

| 调 料 | 料酒、盐、味精、鸡汤各适量

| 做 法 | ① 宰好的甲鱼切4块；冬虫夏草洗净；红枣泡开。② 甲鱼入锅煮沸，捞出割开四肢剥去腿油，洗净。③ 甲鱼入砂锅，放冬虫夏草、红枣，加料酒、葱、姜、蒜、鸡汤，炖2小时，调入盐、味精，拣去葱、姜即成。

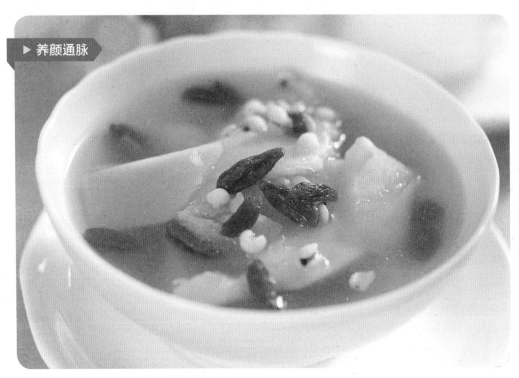

▶ 养颜通脉

健体润肤汤

| 材 料 | 山药25克，
薏米50克，枸杞10
克，生姜3片

| 调 料 | 冰糖适量

| 做 法 | ①山药去皮，冲洗干净，切成块
状；薏米淘洗干净；枸杞泡发，清洗干净。
②山药、薏米、枸杞放入锅中，注入适量清
水，再加入生姜，用大火烧开，转小火煲约
1.5小时。③再加入冰糖调味即可。

▶ 补血养颜

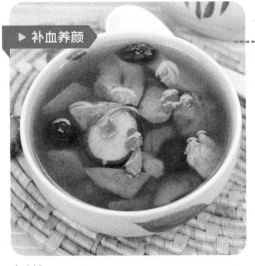

红枣猪肝冬菇汤

| 材 料 | 猪肝220克，冬菇
30克，红枣6颗，枸杞、
生姜各适量

| 调 料 | 盐、鸡精各适量

| 做 法 | ①猪肝洗净切
片；冬菇洗净温水泡发；红枣、枸杞洗净；
姜洗净去皮切片。②锅中注水烧沸，入猪肝
汆去血沫。③炖盅装水，放入所有食材，上
蒸笼炖3小时，调入盐、鸡精后即可食用。

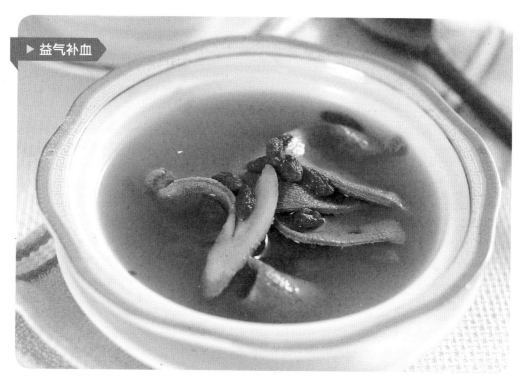

▶ 益气补血

参芪枸杞猪肝汤

| 材 料 | 党参10克，黄芪15克，枸杞5克，猪肝300克

| 调 料 | 盐2小匙

| 做 法 | ①猪肝处理好，冲洗干净，切片。②党参、黄芪洗净，放入煮锅，加6碗水以大火煮开，转小火熬高汤。③熬约20分钟，转中火，放入枸杞煮约3分钟，放入猪肝片，待水沸腾，加盐调味即成。

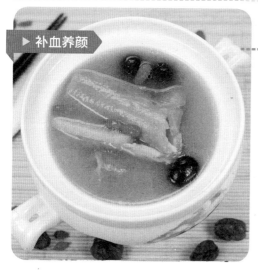

▶ 补血养颜

猪皮枸杞红枣汤

| 材 料 | 猪皮80克，红枣15克，枸杞、姜各适量

| 调 料 | 盐1克，鸡精适量

| 做 法 | ①将猪皮清理干净，切块；生姜洗净去皮切片；红枣、枸杞分别用温水略泡，洗净。②净锅注水烧开后加入猪皮氽透后捞出。③往砂煲内注入高汤，加入猪皮、枸杞、红枣、姜片，小火煲2小时，调入盐、鸡精即可。

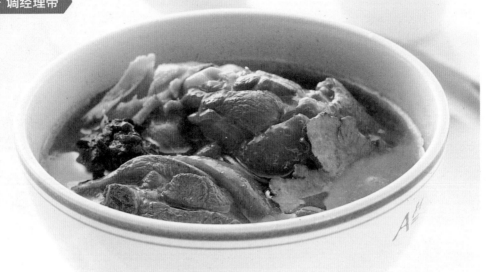

🍲 四物鸡汤

| 材 料 | 鸡腿150克，熟地25克，当归15克，川芎5克，炒白芍10克

| 调 料 | 盐5克

| 做 法 | ①将鸡腿剁块，放入沸水中氽烫，捞出冲净；药材用清水快速冲净。②将鸡腿和所有药材放入炖锅，加6碗水以大火煮开，转小火续炖40分钟。③起锅前加盐调味即可。

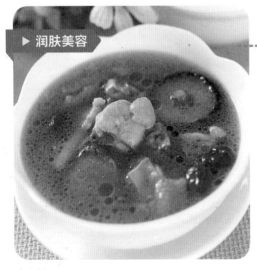

🍲 三七冬菇炖鸡

| 材 料 | 三七12克，冬菇30克，鸡肉500克，红枣15枚

| 调 料 | 姜丝、蒜泥各少许，盐6克

| 做 法 | ①将三七洗净，冬菇洗净，温水泡发。②把鸡肉洗净，斩件；红枣洗净。③将所有材料放入砂煲中，加入姜、蒜，注入适量水，小火炖至鸡肉烂熟，加盐调味即可。

🍲 参归枣鸡汤

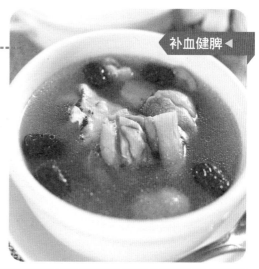

补血健脾 ◀

| 材 料 | 党参15克，当归15克，红枣8枚，鸡腿1只

| 调 料 | 盐2小匙

| 做 法 | ①鸡腿洗净剁块，放入沸水中氽烫，捞起冲净；当归、党参、红枣洗净。②鸡腿、党参、当归、红枣一起入锅，加7碗水以大火煮开，转小火续煮30分钟。③起锅前加盐调味即可。

🍲 党参茯苓鸡汤

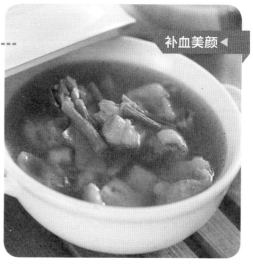

补血美颜 ◀

| 材 料 | 党参15克，炒白术5克，茯苓15克，炙甘草5克，鸡腿2只

| 调 料 | 姜1大块

| 做 法 | ①将鸡腿洗净，剁成小块。②党参、白术、茯苓、炙甘草均洗净浮尘。③锅中入500毫升水煮开，放入鸡腿及药材，转小火煮至熟，冷却后放入冰箱冷藏效果更佳。

🍲 丹参三七炖鸡

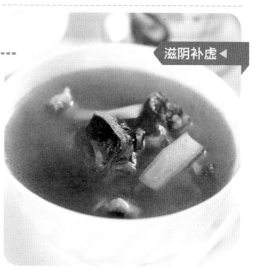

滋阴补虚 ◀

| 材 料 | 乌鸡1只，丹参30克，三七10克，姜丝适量

| 调 料 | 盐5克

| 做 法 | ①乌鸡洗净切块；丹参、三七洗净。②三七、丹参装入纱布袋中，扎紧袋口。③布袋与鸡同放于砂锅中，加清水600毫升，烧开后，加入姜丝和盐，小火炖1小时，加盐调味即可。

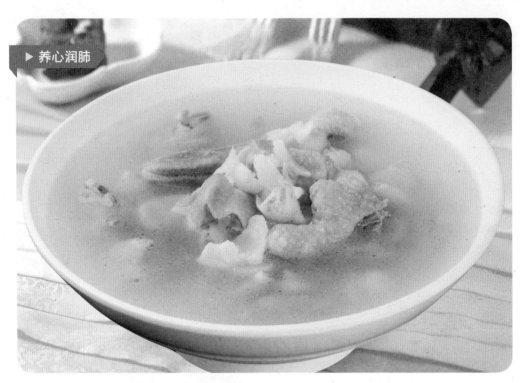

莲子百合老鸭汤

| 材 料 | 鸭肉350克，水发莲子100克，水发百合、姜片各少许

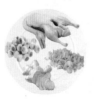

| 调 料 | 盐3克，鸡粉2克，胡椒粉少许，料酒5毫升

| 做 法 |

①洗净的莲子去除莲心；洗净的鸭肉切成小块。

②锅中倒水烧开，倒入鸭肉块拌匀，煮约2分钟，捞出沥干水分，待用。

③砂煲注水煮沸，倒入鸭肉块、莲子、百合、姜片，淋上少许料酒提鲜。

④盖上盖子，煮沸后转小火，续煮约60分钟至鸭肉熟透。

⑤取下盖子，去除浮沫，加入盐、鸡粉、胡椒粉用锅勺拌匀调味。

⑥盛出煲煮好的鸭肉汤即成。

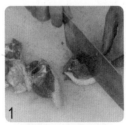
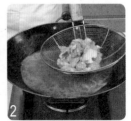
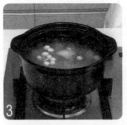
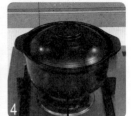
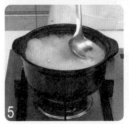
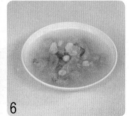

🍲 银耳炖乳鸽

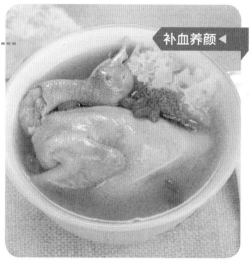

补血养颜 ◀

材料｜乳鸽1只，银耳15克，枸杞、陈皮各适量

调料｜盐3克

做法｜①乳鸽洗净；银耳、枸杞、陈皮均洗净泡发。②净锅上水烧沸，下入乳鸽煲尽血水，捞起。③将乳鸽、枸杞、陈皮放入瓦煲，注入适量水，大火烧开，放入银耳，改用小火煲炖2小时，加盐调味即可。

🍲 柠檬乳鸽汤

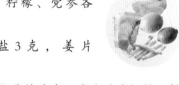

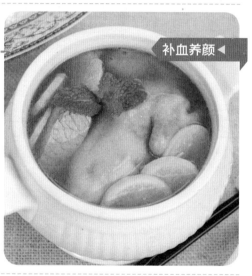

补血养颜 ◀

材料｜乳鸽1只，瘦肉150克，柠檬、党参各适量

调料｜盐3克，姜片少许

做法｜①乳鸽洗净；瘦肉洗净切块；柠檬洗净切片；党参洗净浸泡。②锅入水烧开，将乳鸽、瘦肉滚尽血水捞出洗净。③乳鸽、瘦肉、姜片、党参放炖盅，注水烧开，放入柠檬，改小火煲2小时，加盐调味即可。

🍲 黄精海参炖乳鸽

材料｜乳鸽1只，黄精、海参各适量，枸杞少许

调料｜盐3克

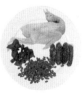

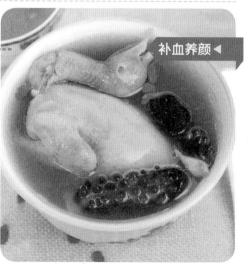

补血养颜 ◀

做法｜①乳鸽洗净；黄精、海参均洗净泡发。②热锅注水烧开，下乳鸽氽透，捞出。③将乳鸽、黄精、海参、枸杞放入瓦煲，注水，大火煲沸，改小火煲2.5小时，加盐调味即可。

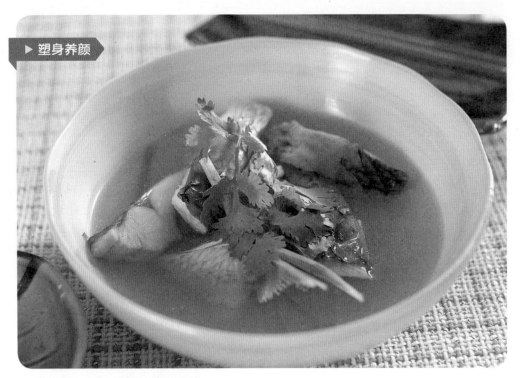

▶ 塑身养颜

葱荽草鱼汤

|材 料| 青葱100克，芫荽（香菜）125克，草鱼300克

|调 料| 盐适量

|做 法| ①将青葱洗净，切长段；芫荽洗净。②将草鱼宰杀好，用清水冲洗干净。③将青葱、芫荽、草鱼放入瓦煲内，注入适量的清水，用大火煮沸，然后转用小火，煲2小时至鱼肉熟透，加盐调味即可。

毛丹银耳

▶ 益气养血

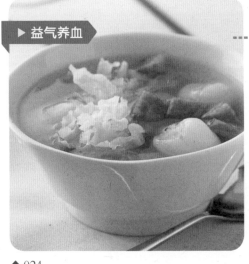

|材 料| 西瓜20克，红毛丹60克，银耳5克

|调 料| 冰糖5克

|做 法| ①银耳泡发，去除蒂头，切小块，放入沸水中汆烫，捞起沥干。②西瓜去皮，切小块；红毛丹去皮，去籽。③将冰糖和适量水熬成汤汁，待凉。④西瓜、红毛丹、银耳、冰糖水放入碗中，拌匀即可。

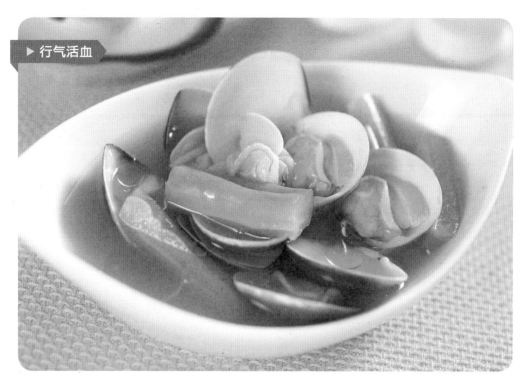

▶ 行气活血

苦瓜炖蛤

| 材 料 | 苦瓜1个，蛤蜊250克，姜10克，蒜10克 |

| 调 料 | 盐5克，味精3克 |

| 做 法 | ①苦瓜洗净，剖开去籽，切成长条；姜、蒜洗净切片。②锅中加水烧开，下入蛤蜊煮至开壳后，捞出，冲凉水洗净。③再将蛤蜊、苦瓜加适量清水，以大火炖30分钟至熟后，加入盐、味精即可。|

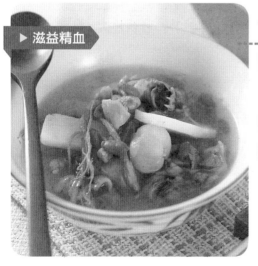

▶ 滋益精血

红参山药甲鱼汤

| 材 料 | 红参10克，山药30克，枸杞20克，桂圆肉20克，甲鱼1只 |

| 调 料 | 生姜2片，盐5克 |

| 做 法 | ①红参切片洗净；山药、枸杞、桂圆肉洗净。②甲鱼入煲加水煮沸至甲鱼死，褪去四肢表皮，去内脏洗净斩件，氽水。③将以上材料置于炖盅内注沸水加盖，隔水炖4个小时，加盐即可。|

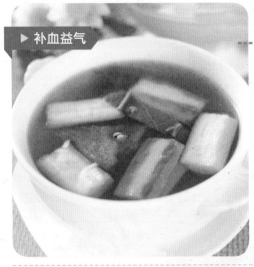

▶ 补血益气

鲜荷双瓜汤

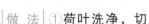

| 材 料 | 荷叶半张，西瓜1/4个，丝瓜100克，薏米50克，生姜少许 |

| 调 料 | 盐少许 |

| 做 法 | ①荷叶洗净，切块；西瓜肉与皮分开，肉切粒、皮洗净切块。②丝瓜去边洗净切块；薏米洗净。③煲内加水、瓜皮、薏米、姜片煮沸，改中火煲1小时，入丝瓜煲至薏米软熟，去掉西瓜皮，放荷叶和瓜肉煮开，以少许盐调味，即可。 |

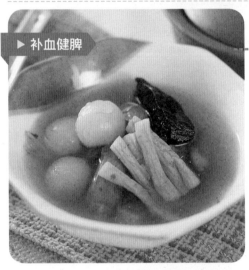

▶ 补血健脾

党参灵芝桂圆汤

| 材 料 | 党参20克，灵芝15克，桂圆15克，猪心1个 |

| 调 料 | 盐适量 |

| 做 法 | ①将党参清洗干净；灵芝清洗干净；桂圆肉清洗干净；猪心用水冲洗干净，备用。②将全部材料放入煲内，加适量水，煲约2小时。③放入盐调味即可。 |

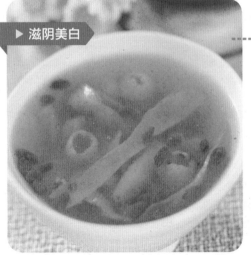

▶ 滋阴美白

清补养颜汤

| 材 料 | 莲子10克，百合15克，北沙参15克，玉竹15克，桂圆肉10克，枸杞15克 |

| 调 料 | 盐、味精各适量 |

| 做 法 | ①将百合、北沙参、玉竹、桂圆肉、枸杞洗净；莲子洗净去莲心备用。②将所有材料放入煲中加适量水，以小火煲约90分钟，再加盐调味即可。 |

PART 3

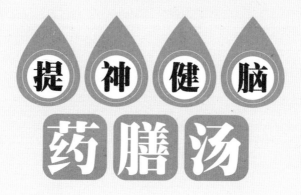

提神健脑

药膳汤

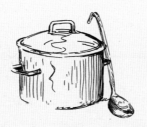

　　健康的大脑是一个人正常生命活动的保障，若是其受损或者疏于调养，大脑的运行功能就会自动下降，这会对我们的生活、工作、学习甚至是休息等造成很大的影响，进而损害人体健康。头脑健康是我们必须重视的重要问题，不仅要做到健康用脑，合理安排作息时间，还要在饮食方面多注意调养。营养学家指出，人们应该多食用有健脑功效的食材，诸如鲫鱼、黄豆、香菇等，用这类食材熬制的药膳汤具有很好的提神健脑功效。

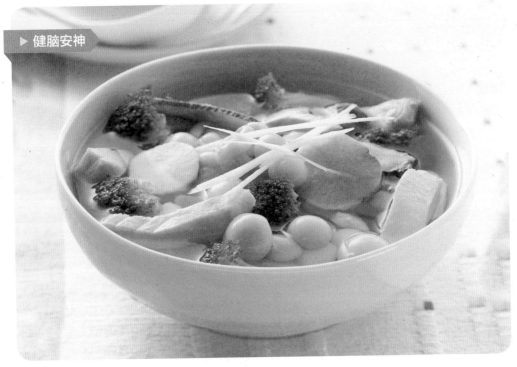

▶ 健脑安神

金针菇金枪鱼汤

| 材 料 | 金枪鱼肉150克，
金针菇150克，西蓝花75
克，天花粉15克，姜丝5
克，知母10克

| 调 料 | 盐2小匙

| 做 法 | ①天花粉、知母洗净放入布袋；金
针菇、西蓝花洗净剥成小朵；金枪鱼肉洗
净。②清水注入锅中，放布袋和全部材料煮
沸。③取出布袋，放入姜丝和盐调味即可。

五爪龙鲈鱼汤

▶ 健脑益智

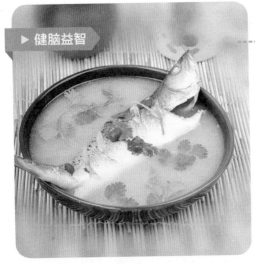

| 材 料 | 鲈鱼400克，五爪
龙100克

| 调 料 | 盐适量，味精、
胡椒粉各3克，香菜段2克

| 做 法 | ①将鲈鱼清理干
净备用；五爪龙洗净，切碎。②炒锅上火倒
入油，下入鲈鱼、五爪龙煸炒2分钟，倒入
水，煲至汤呈白色，调入盐、味精、胡椒
粉，撒入香菜即可。

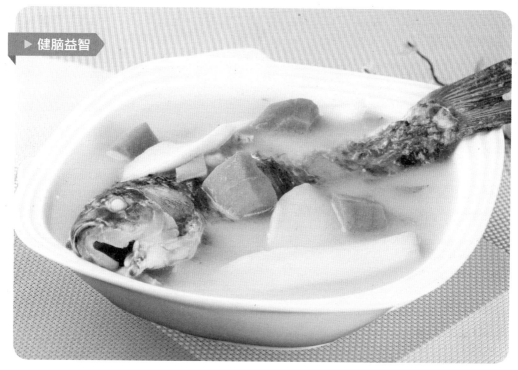

🍲 胡萝卜山药鲫鱼汤

| 材料 | 胡萝卜100克，鲫鱼320克，山药30克，姜片少许

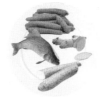

| 调料 | 盐3克，鸡粉2克，料酒5毫升，胡椒粉、食用油各适量

| 做法 |

① 去皮洗净的胡萝卜切成小块；处理干净的鲫鱼切成两段。

② 锅中注油烧热，放入鲫鱼块煎片刻翻面，再煎一会。

③ 淋入适量料酒，继续煎半分钟盛出。

④ 砂锅中注水烧开，放入山药、姜片、胡萝卜、鲫鱼。

⑤ 盖上盖，用小火炖30分钟后揭开锅盖，放入盐、鸡粉、胡椒粉。

⑥ 转大火均匀搅拌，去除浮沫，把汤料盛出，装入汤碗中即可。

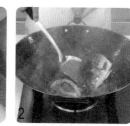
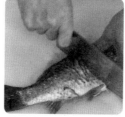
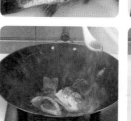
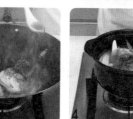
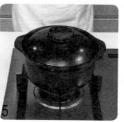
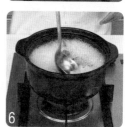

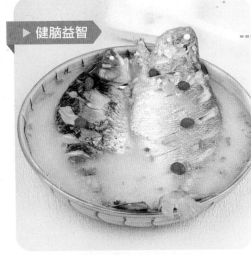

🍲 双鱼汤

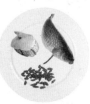

|材 料|黄花鱼、鲫鱼各1条，枸杞10粒

|调 料|盐适量，味精2克，葱段、姜片各4克，香菜末3克

|做 法|①将黄花鱼、鲫鱼清理干净，汆水待用；枸杞用温水浸泡洗净备用。②净锅上火倒入油，将葱、姜炝香，倒入水，下入黄花鱼、鲫鱼、枸杞，烧至熟，调入盐、味精，撒入香菜末即可。

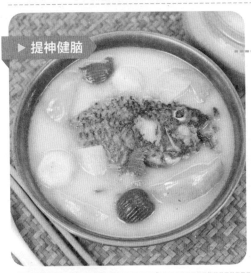

🍲 苹果马蹄鲫鱼汤

|材 料|鲫鱼300克，苹果、马蹄各100克，蜜枣2个

|调 料|盐少许

|做 法|①鲫鱼清理干净斩段，过油煎香；苹果洗净，去核切块；马蹄去皮洗净；蜜枣洗净。②汤锅加入适量清水，将上述原材料全部放入锅中，用大火煮沸。③撇去浮沫，转用小火慢炖1小时，出锅前调入盐即可。

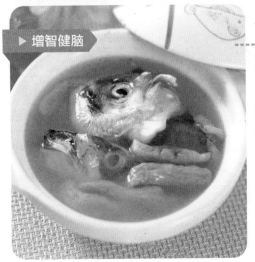

🍲 天麻党参炖鱼头

|材 料|天麻5克，党参5克，鱼头1个

|调 料|盐适量

|做 法|①将鱼头去掉鱼鳃，处理好，用清水冲洗干净，再切成大块。②将天麻、党参、鱼头同时放入炖锅中，注入适量清水，炖煮至食材熟透。③调入盐即可。

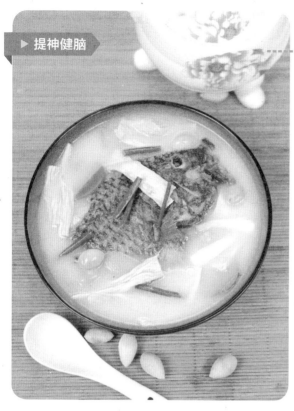

 # 腐竹白果鲫鱼汤

| 材 料 | 鲫鱼300克，腐竹100克，胡萝卜、银杏各适量

| 调 料 | 盐、胡椒粉各少许，姜片2克，葱段20克

| 做 法 | ①鲫鱼清理干净斩段，过油煎香；腐竹洗净浸软，切段；胡萝卜去皮洗净，切片；银杏去壳洗净。②锅置火上，倒入适量清水，放入鲫鱼、姜片、葱段，煮沸后撇去浮沫。③加入腐竹、胡萝卜、银杏，用中火煲至熟，调入盐、胡椒粉。

养生小贴士：
腐竹具有良好的健脑作用，能预防老年痴呆症的发生。

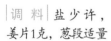 # 苹果核桃鲫鱼汤

| 材 料 | 鲫鱼1条，苹果150克，核桃仁50克

| 调 料 | 盐少许，姜片1克，葱段适量

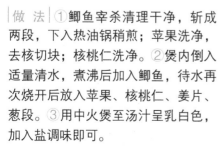

| 做 法 | ①鲫鱼宰杀清理干净，斩成两段，下入热油锅稍煎；苹果洗净，去核切块；核桃仁洗净。②煲内倒入适量清水，煮沸后加入鲫鱼，待水再次烧开后放入苹果、核桃仁、姜片、葱段。③用中火煲至汤汁呈乳白色，加入盐调味即可。

养生小贴士：
苹果营养丰富，含有糖类、有机酸、果胶、蛋白质、矿物质、维生素和纤维，被医学界誉为"天然健康圣品"。

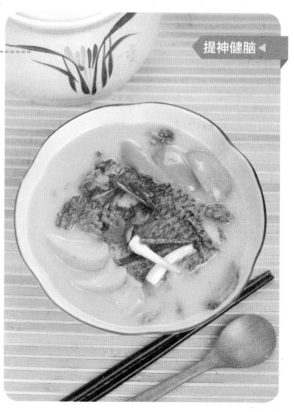

天麻枸杞鱼头汤

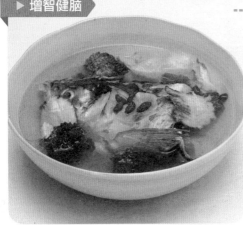

▶ 增智健脑

| 材 料 | 鲑鱼头1个，西蓝花150克，蘑菇3朵，天麻10克，当归10克，枸杞15克 |

| 调 料 | 盐3克 |

| 做 法 | ①鲑鱼头去鳃洗净。②西蓝花撕去梗上硬皮，洗净切小朵；蘑菇洗净，对切为两半。③将天麻、当归、枸杞洗净，以5碗水熬至约剩4碗水左右，放入鱼头煮至将熟。④将西蓝花、蘑菇加入煮熟，调入盐即成。

天麻鱼头汤

▶ 健脑安神

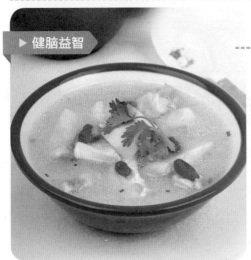

| 材 料 | 鱼头1个，天麻15克，茯苓2片，枸杞10克 |

| 调 料 | 葱段适量，米酒1汤匙，姜5片 |

| 做 法 | ①天麻、茯苓洗净，入锅加水5碗，熬成3碗汤。②鱼头用开水汆烫。③将鱼头和姜片放入煮开的天麻、茯苓汤中，待鱼头煮熟后放入枸杞、米酒、葱段即可。

山药鱼头汤

▶ 健脑益智

| 材 料 | 鲑鱼头400克，山药100克，枸杞10克 |

| 调 料 | 盐6克，鸡精3克，香菜5克，葱、姜各5克 |

| 做 法 | ①将鲑鱼头洗净剁成块，山药浸泡洗净备用，枸杞洗净。②净锅上火倒入油、葱、姜爆香，下入鱼头略煎加水，下入山药、枸杞煲至成熟，调入盐、鸡精，撒入香菜即可。

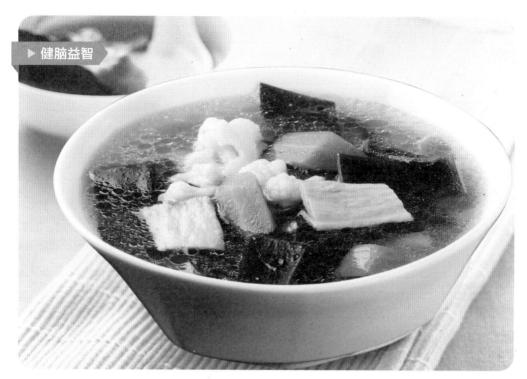

▶ 健脑益智

黄芪海带花菜汤

|材 料| 黄芪7克，水
发海带200克，胡萝
卜100克，花菜150克

|调 料| 盐3克，鸡粉
2克，胡椒粉、食用
油各少许

|做 法|

①将洗净的黄芪切成小块；洗好的胡萝卜
切成小块；洗净的海带切成小块；洗好的
花菜切成小块。

②砂锅中注入适量清水烧开，放入黄芪、
胡萝卜煮沸，小火煮20分钟至胡萝卜熟。

③下入花菜，倒入海带，用小火煮15分钟
至熟软，淋入适量食用油。

④加入盐、鸡粉，撒入少许胡椒粉。

⑤再用锅勺搅拌匀，调味。

⑥关火，把煮好的汤料盛出即可。

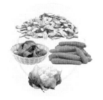
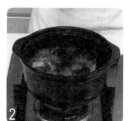
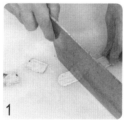
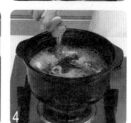
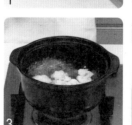
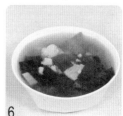
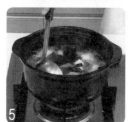

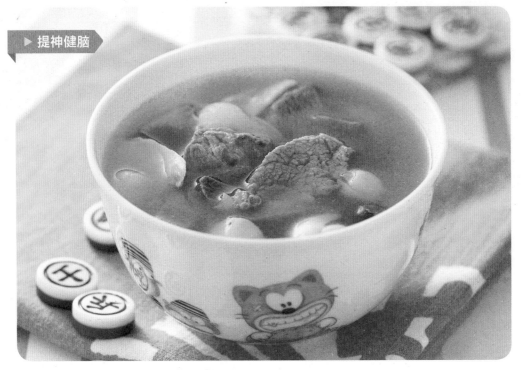

百合红枣排骨汤

| 材 料 | 百合、莲子、红枣各30克，小排骨200克，胡萝卜60克 |

| 调 料 | 米酒5毫升，盐3克 |

| 做 法 | ①百合、莲子、红枣洗净；莲子泡水10分钟。②排骨斩件，汆水；胡萝卜洗净去皮切块。③将原材料和水一起放入锅中，加米酒，煮滚后转小火煮1小时加盐即可。 |

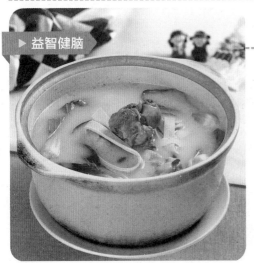

千张筒骨煲

| 材 料 | 猪筒子骨500克，千张100克，油菜20克，枸杞10克 |

| 调 料 | 盐5克，味精3克 |

| 做 法 | ①猪筒子骨洗净砸开；千张洗净切丝；油菜洗净；枸杞泡开。②筒子骨汆去血水，捞出放砂锅中煲至汤汁浓白。③下千张、枸杞煲20分钟，放油菜，待各材料均熟，加盐、味精调味即可。 |

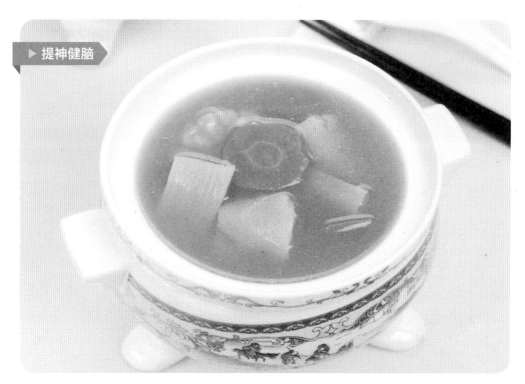

🍲 玉米胡萝卜甘蔗猪尾汤

| 材 料 | 猪尾1条，胡萝卜、玉米、甘蔗各适量

| 调 料 | 盐3克

| 做 法 | ①猪尾洗净斩件；胡萝卜洗净切片；玉米洗净切段；甘蔗去皮洗净切条。②锅注水烧开，入猪尾汆水。③将猪尾、玉米、胡萝卜、甘蔗放进瓦煲，注入适量清水，大火烧开，改小火煲1.5小时，加盐调味即可。

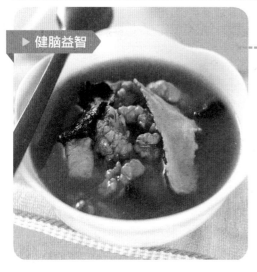

🍲 核桃排骨汤

| 材 料 | 排骨200克，核桃100克，何首乌40克，当归15克，熟地15克，桑寄生25克

| 调 料 | 盐适量

| 做 法 | ①排骨洗净砍成大块，汆烫后捞起备用。②其他所有食材洗净。③再将备好的材料加水以小火煲3小时，起锅前加盐调味即可。

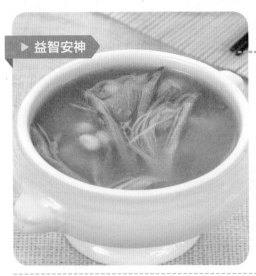

▶ 益智安神

金针黄豆煲猪脚

| 材 料 | 猪蹄300克，金针菇、黄豆、红枣、枸杞、香菜各少许

| 调 料 | 盐、葱花适量

| 做 法 | ①猪蹄洗净，斩块；金针菇洗净；黄豆、红枣、枸杞洗净泡发。②锅注水烧开，下猪蹄汆透。③将猪蹄、黄豆、红枣、枸杞放进瓦煲，注水，大火烧沸改小火煲1.5小时，再放入金针菇、香菜烫熟，加盐调味，撒上葱花即可。

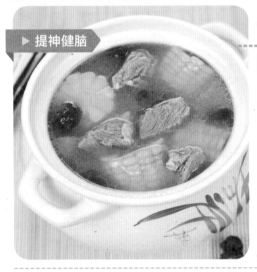

▶ 提神健脑

玉米牛腱汤

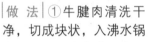

| 材 料 | 牛腱肉200克，玉米250克，红枣3颗

| 调 料 | 盐少许

| 做 法 | ①牛腱肉清洗干净，切成块状，入沸水锅汆烫后再用温水冲干净；玉米去皮洗净，切成段状；红枣洗净备用。②净锅上火倒入水，放入牛腱肉、玉米、红枣煲至熟，调入盐即可。

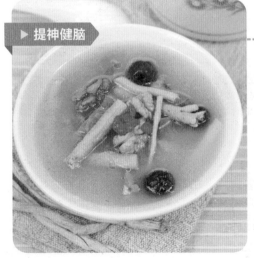

▶ 提神健脑

核桃煲猪腰

| 材 料 | 猪腰100克，核桃20克，北芪、党参各10克，红枣、枸杞、姜各适量

| 调 料 | 盐、鸡精各适量

| 做 法 | ①猪腰洗净，切开除去白色筋膜；红枣、核桃、党参、北芪洗净；姜洗净去皮切片。②锅加水烧沸，入猪腰汆烫，倒出洗净。③用瓦煲装水，在大火上滚开，放入所有食材，煲2小时后调入盐、鸡精即可。

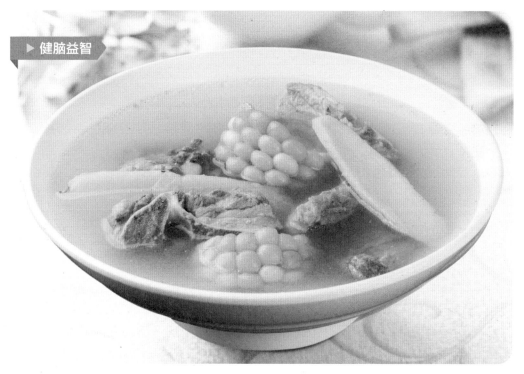

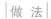 玉米山药猪骨汤

| 材 料 | 猪骨300克，玉米棒120克，山药20克，姜片少许

| 调 料 | 盐3克，鸡粉2克，胡椒粉1克

| 做 法 |

①玉米棒去皮，清洗干净，切成块状，装入盘中。

②锅中注入适量清水烧开，倒入猪骨，煮1分钟，汆去血水，捞出备用。

③砂锅中注入适量清水烧开，下入山药、玉米、姜片。

④放入猪骨，淋入少许料酒，拌匀。

⑤盖上盖，烧开后用小火煮1小时至食材熟透。

⑥揭盖，加入盐、鸡粉、胡椒粉，拌匀调味即可。

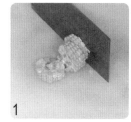
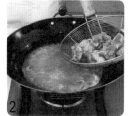
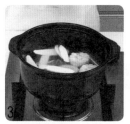
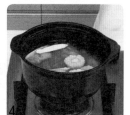
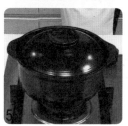
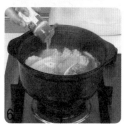

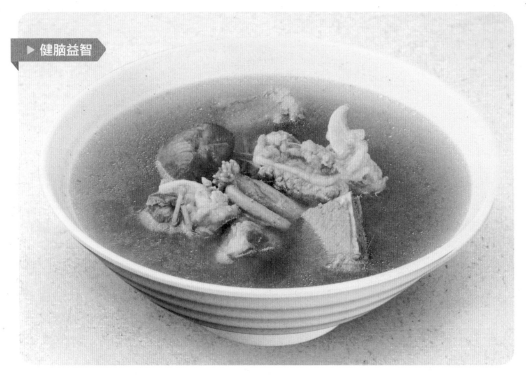

无花果猪肚汤

| 材料 | 猪肚300克，无花果60克，蜜枣30克，姜片少许

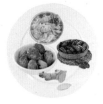

| 调料 | 盐4克，鸡粉2克，胡椒粉、料酒各少许

| 做法 |

① 把洗净的猪肚切成大块。

② 锅中倒入适量清水，大火烧开，淋入少许料酒。

③ 放入切好的猪肚，煮约30秒钟，汆去异味，捞出沥干水分。

④ 砂煲中倒入适量清水煮沸，下入洗净的无花果、蜜枣、姜片，倒入猪肚。

⑤ 淋上少许料酒，煮沸后转小火，煲煮约60分钟至猪肚熟透。

⑥ 加入盐、鸡粉，淋入胡椒粉，拌匀调味即成。

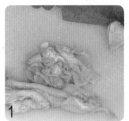
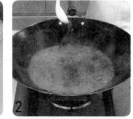
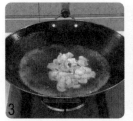
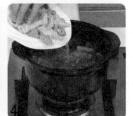
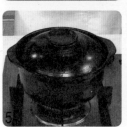
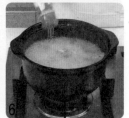

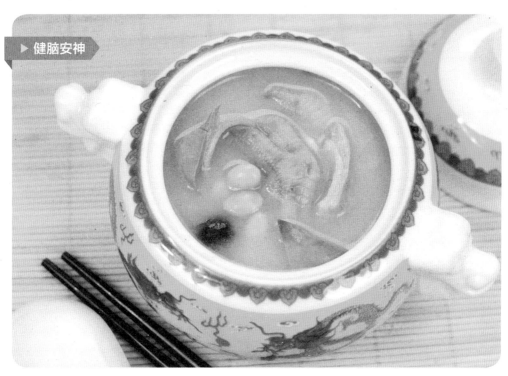

黄豆猪肚排骨鸡脚汤

| 材料 | 鸡脚、猪肚、排骨各100克，黄豆50克，红枣10克 |
| 调料 | 盐6克，鸡精5克 |

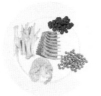

做法 ①鸡脚洗净；猪肚洗净剪开切片；排骨洗净，切段；全部放入沸水锅中氽水。②黄豆、红枣洗净，浸泡。③锅中注水，烧沸后放入鸡脚、猪肚、排骨、黄豆、红枣小火炖2小时后，调入盐、鸡精即可食用。

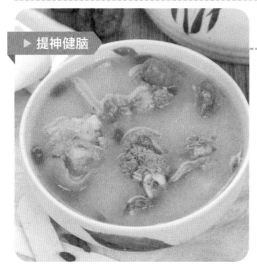

山药核桃羊肉汤

| 材料 | 羊肉300克，山药、核桃各适量，枸杞10克 |
| 调料 | 盐5克，鸡精3克 |

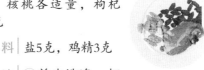

做法 ①羊肉洗净，切件，氽水；山药洗净，去皮，切块；核桃取仁洗净；枸杞洗净。②锅中放入羊肉、山药、核桃、枸杞，加入清水，小火慢炖至核桃变得酥软之后，加入盐和鸡精即可。

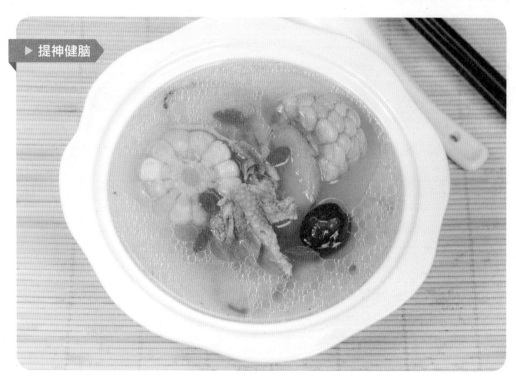

玉米煲老鸭

| 材 料 | 老鸭500克，玉米适量，枸杞、红枣各10克，生姜适量

| 调 料 | 盐4克，鸡精2克

| 做 法 | ①老鸭洗净切件，入沸水锅汆水；玉米洗净切段；生姜洗净，切片；枸杞、红枣洗净。②将老鸭肉、玉米、生姜、枸杞、红枣放入锅中，加入清水。③大火炖1小时后转小火再炖1小时，调入盐、鸡精即可。

萝卜马蹄煲老鸭

| 材 料 | 鸭肉350克，胡萝卜200克，马蹄100克，姜3克

| 调 料 | 盐少许，味精3克

| 做 法 | ①将鸭肉剁成块，胡萝卜洗净去皮切块，马蹄洗净也切块备用。②炒锅上火倒入油，将姜炝香，下入胡萝卜、马蹄煸炒，倒入水，调入精盐、味精，再加入鸭肉煲至入味即可。

PART 4

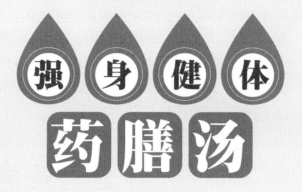

强身健体
药膳汤

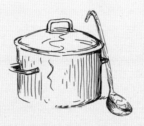

药膳汤的功效分类若要细细道来，恐怕有成千上万种之多。但在日常生活中，有这么一类具有代表性的汤，它们取材容易，做法简单，营养美味，有特别好的强身健体功效。这类药膳汤适合绝大多数人食用，对于身体健康的人群来说，它们就是一碗贴心的保健汤；对于身体处于亚健康的多数人来说，它们就是一碗营养的强身汤；对于体弱多病的人群来说，它们就是一碗美味的药膳汤。

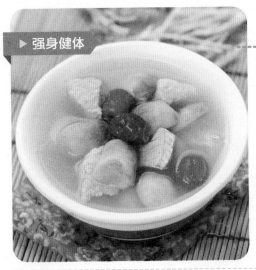

▶ 强身健体

草菇瘦肉汤

| 材 料 | 瘦肉250克，草菇50克，山药30克，红枣10克

| 调 料 | 食盐、鸡精各5克

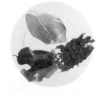

| 做 法 | ①瘦肉洗净，切块，汆水；草菇、红枣洗净；山药洗净，去皮，切块。②将瘦肉放入沸水中汆去血水，捞出沥干。③将瘦肉、草菇、山药、红枣放入锅中，加入适量清水慢炖1.5小时，待汤色变浓之后，调入盐和鸡精即可。

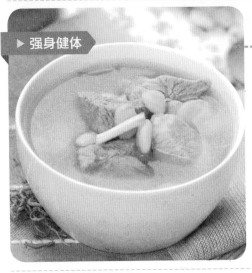

▶ 强身健体

扁豆瘦肉汤

| 材 料 | 瘦肉200克，扁豆50克，姜片、葱段各10克

| 调 料 | 盐6克，鸡精2克

| 做 法 | ①将瘦肉冲洗干净，切成适当大小的块状；将扁豆洗净，浸泡片刻。②把切好的瘦肉入沸水汆去血水后捞出，放入沙煲中，再加入扁豆煮约1小时。③待扁豆变软后，放入葱段，调入盐、鸡精稍炖即可。

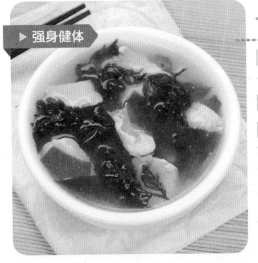

▶ 强身健体

海带海藻瘦肉汤

| 材 料 | 瘦肉350克，海带、海藻各适量

| 调 料 | 盐6克

| 做 法 | ①瘦肉洗净，切块，汆水；海带洗净，切片；海藻洗净。②将瘦肉汆一下，去除血腥。③将瘦肉、海带、海藻放入锅中，加入清水，炖2小时至汤色变浓后，调入盐即可。

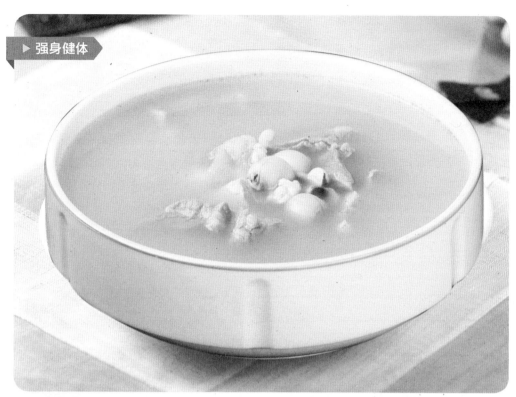

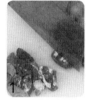   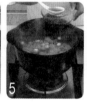 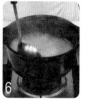

莲子芡实瘦肉汤

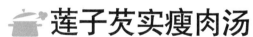

|材 料| 瘦肉250克，芡实10克，莲子15克，姜片少许

|调 料| 盐3克，料酒10毫升，鸡粉适量

|做 法|

① 将泡发好的莲子去除莲心；洗净的瘦肉切成块。

② 锅中注入适量清水，大火将水烧开，倒入瘦肉，加少许料酒，煮约2分钟，去除血水，捞出备用。

③ 取一干净的砂锅，放入莲子、芡实、姜片、瘦肉。

④ 另起锅，倒入适量清水，用大火烧开，将烧好的热水倒入砂锅中，将砂锅置于旺火上。

⑤ 淋入少许料酒，大火煮1分钟至沸腾，改小火，再炖1小时。

⑥ 加入盐、鸡粉，用锅勺搅拌均匀调味，关火后将汤盛出，即成。

养生小贴士：

猪肉含丰富的蛋白质、脂肪、糖类、磷、钙、铁等多种营养物质，有滋养脏腑、滑润肌肤、补中益气、滋阴养胃等功效，对热病伤津、燥咳消渴等有食疗作用，常食可以辅助治疗缺铁性贫血。

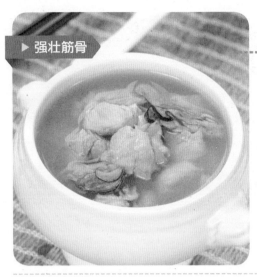

蚝豉瘦肉汤

▶ 强壮筋骨

| 材 料 | 瘦肉300克，蚝豉30克

| 调 料 | 盐4克，鸡精3克

| 做 法 | ①瘦肉洗净，切块，入沸水锅氽去血水；蚝豉洗净，用水稍微浸泡。②将瘦肉放入沸水中氽烫一下，捞出备用。③将瘦肉、蚝豉放入锅中，加入清水，小火炖2小时，调入盐和鸡精即可食用。

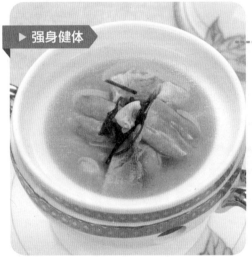

苦瓜败酱草瘦肉汤

▶ 强身健体

| 材 料 | 瘦肉400克，苦瓜200克，败酱草100克

| 调 料 | 盐、鸡精各5克

| 做 法 | ①瘦肉洗净，切块，氽去血水；苦瓜洗净，去瓤，切片；败酱草洗净，切段。②锅中注水，烧沸，放入瘦肉、苦瓜慢炖。③1小时后放入败酱草再炖30分钟，加入盐和鸡精调味即可。

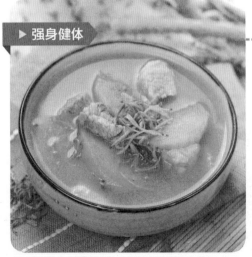

天山雪莲金银花煲瘦肉

▶ 强身健体

| 材 料 | 瘦肉300克，天山雪莲、金银花、干贝、山药各适量

| 调 料 | 盐5克，鸡精4克

| 做 法 | ①瘦肉洗净，切块；天山雪莲、金银花、干贝洗净；山药洗净，去皮，切块。②将瘦肉放入沸水中氽去血水，取出洗净。③将所有原材料放入锅中，加入清水用小火炖2小时，放入盐和鸡精即可。

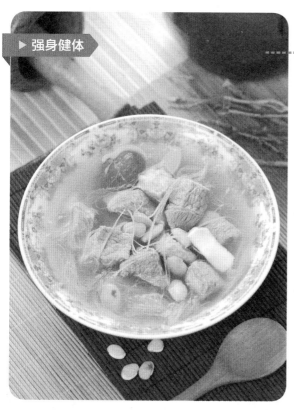

▶ 强身健体

玉米须瘦肉汤

材料 | 瘦肉400克，玉米须、扁豆、蜜枣、白蘑菇各适量

调料 | 盐6克

做法 | ① 瘦肉洗净，切块；玉米须、扁豆洗净，浸泡；白蘑菇洗净，切段。② 瘦肉氽去血水，捞出洗净。③ 锅中注水，烧开，放入瘦肉、扁豆、蜜枣、白蘑菇，用小火慢炖，2个小时后放入玉米须稍炖，加入盐调味即可。

养生小贴士：

玉米须含有硝酸钾、维生素K、谷固醇、豆固醇等，有降血压、降血糖、利尿、止血等作用。

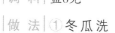

冬瓜瘦肉汤

材料 | 冬瓜100克，瘦肉200克，薏米、生姜各适量

调料 | 盐6克

做法 | ① 冬瓜洗净，去皮，切块；瘦肉洗净，切块；薏米洗净，浸泡；生姜洗净，切片。② 瘦肉放入沸水中氽去血水后捞出。③ 将冬瓜、瘦肉、薏米、生姜放入锅中，加入适量清水，炖煮1.5个小时后放入盐调味即可。

养生小贴士：

冬瓜的减肥功效很好。冬瓜减肥法自古就被认为是不错的减肥方法。冬瓜不含脂肪，并且含钠量极低，有利尿排湿的功效。

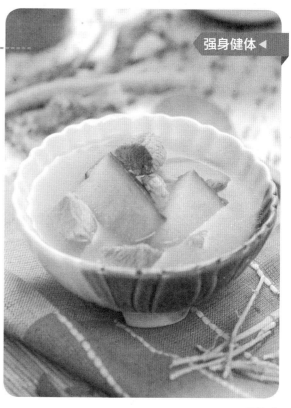

强身健体 ◀

茯苓芝麻菊花猪瘦肉汤

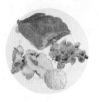

材料 猪瘦肉400克，茯苓20克，菊花、白芝麻各少许

调料 盐5克，鸡精2克

做法 ①瘦肉洗净，切件，氽去血水；茯苓洗净，切片；菊花、白芝麻洗净。②将瘦肉放入煮锅中氽去血水，捞出备用。③将瘦肉、茯苓、菊花放入炖锅中，加入清水，炖2小时，调入盐和鸡精，撒上白芝麻关火，加盖闷一下即可。

养生小贴士：

菊花是国际上著名的十大有毒观赏花卉之一，不适当的服用可能会引起拉肚子、呕吐等症状，晒干加工后取少量煲汤，则有清热解毒的功效。

三豆冬瓜瘦肉汤

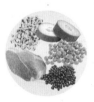

材料 瘦肉300克，冬瓜100克，眉豆、红豆、黄豆各少许

调料 盐、鸡精各5克

做法 ①瘦肉洗净，切块；冬瓜洗净，去皮，切片；眉豆、红豆、黄豆洗净，浸泡。②瘦肉氽去血水，捞出洗净。③锅中注水，烧沸，放入瘦肉、冬瓜、眉豆、红豆、黄豆慢炖，加入盐和鸡精，待眉豆等熟软后起锅即可。

养生小贴士：

利用新鲜冬瓜汁和绿茶浸提液混配而成的冬瓜茶，具有独特的风味、较高的营养价值，是一种消暑保健佳品。

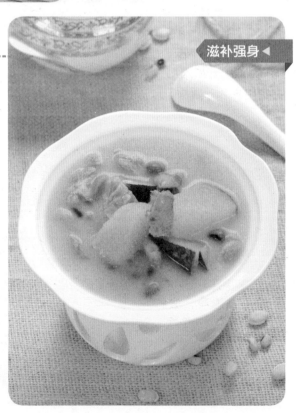

海底椰参贝瘦肉汤

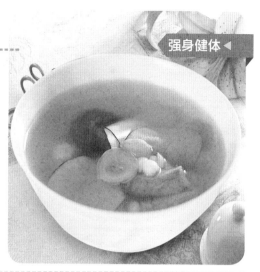

强身健体◀

|材 料| 海底椰150克，西洋参、川贝母各10克，瘦肉400克，蜜枣2颗

|调 料| 盐5克

|做 法| ① 海底椰、西洋参、川贝母洗净。② 猪瘦肉洗净，切块，过沸水；蜜枣洗净。③ 将用料放入煲内，注入沸水700毫升，加盖，煲4小时，加盐调味即可。

佛手瓜白芍瘦肉汤

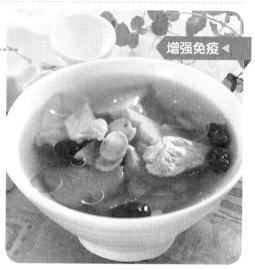

增强免疫◀

|材 料| 鲜佛手瓜200克，白芍20克，猪瘦肉400克

|调 料| 蜜枣5颗，盐3克

|做 法| ① 鲜佛手瓜洗净，切片，焯水。② 白芍、蜜枣洗净；瘦猪肉洗净，切片，过沸水。③ 将清水800毫升放入瓦煲内，煮沸后加入以上用料，大火烧开后，改用小火煲2小时，加盐调味。

苦瓜菊花猪瘦肉汤

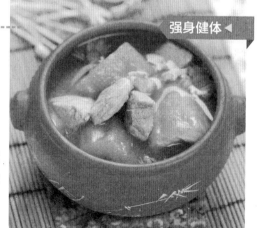

强身健体◀

|材 料| 瘦肉400克，苦瓜200克，菊花20克

|调 料| 盐、鸡精各5克

|做 法| ① 瘦肉洗净，切块；苦瓜洗净，去籽去瓤，切片；菊花洗净，用水浸泡。② 将瘦肉放入沸水中氽一下，捞出洗净。③ 锅中注水，烧沸，放入瘦肉、苦瓜、菊花慢炖，1.5小时后，加入盐和鸡精调味即可。

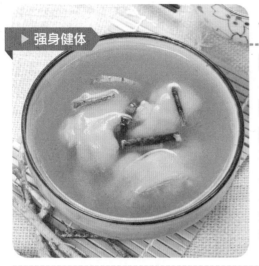

▶ 强身健体

🍲 五指毛桃根煲猪蹄

| 材料 | 五指毛桃根20克，猪蹄200克

| 调料 | 盐3克

| 做法 | ①五指毛桃根洗净，切段；猪蹄洗净，斩成块。②砂煲烧水，待水沸时，下猪蹄滚尽血水，倒出洗净。③将砂煲注入清水，大火烧开，放入五指毛桃根、猪蹄，改小火煲炖3小时，加盐调味即可。

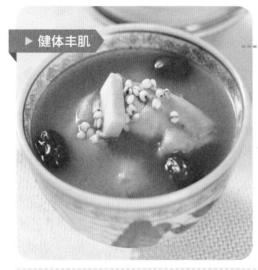

▶ 健体丰肌

🍲 薏米猪蹄汤

| 材料 | 薏米200克，猪蹄2只，红枣5克，姜适量

| 调料 | 葱段、盐、料酒、胡椒粉各适量

| 做法 | ①将薏米去杂质后洗净，红枣泡发。②猪蹄刮净毛，洗净，斩件，下沸水锅内氽烫，捞出沥水。③将薏米、猪蹄、红枣、葱段、姜片、料酒放入锅中，注入清水，烧沸后改用小火炖至猪蹄熟烂，拣出葱、姜，加胡椒粉和盐调味即可。

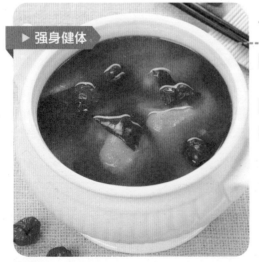

▶ 强身健体

🍲 黑木耳猪蹄汤

| 材料 | 猪蹄350克，黑木耳10克，红枣2颗，姜片4克

| 调料 | 盐3克

| 做法 | ①猪蹄洗净，斩件；黑木耳泡发后洗净，撕成小朵；红枣洗净。②锅注水烧开，下猪蹄煮尽血水，捞出洗净。③砂煲注水烧开，下入姜片、红枣、猪蹄、黑木耳，大火烧开后改用小火煲煮2小时，加盐调味即可。

粉葛豆芽猪蹄汤

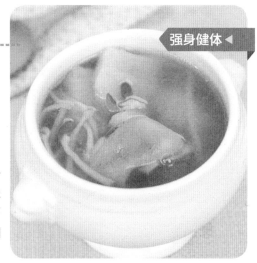

材料 猪蹄150克，粉葛、豆芽各100克，姜片少许

调料 盐3克

做法 ①猪蹄洗净，斩块；粉葛洗净，切块；豆芽洗净，沥水备用。②锅注水烧开，下入猪蹄氽烫，捞出洗净。③将姜片、猪蹄放入瓦煲注水烧开，下入粉葛，改为小火煲2小时，再放入豆芽焖熟，加盐调味即可。

火麻仁猪蹄汤

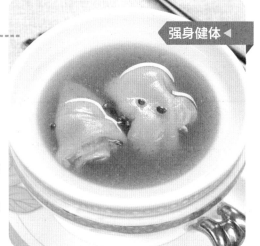

材料 猪蹄150克，火麻仁10克

调料 盐3克

做法 ①将猪蹄去毛，清洗干净，剁开成块；火麻仁洗净。②锅中注入清水烧开，入猪蹄氽至透，捞出洗净。③砂煲注水，放入猪蹄、火麻仁，用猛火煲沸，改小火煲3小时，加盐调味即可。

芦荟猪蹄汤

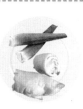

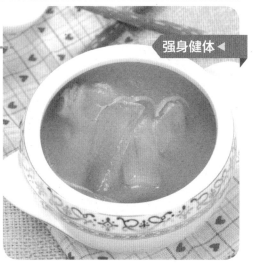

材料 猪蹄200克，芦荟20克

调料 盐、鸡精各适量

做法 ①猪蹄洗净，斩成大块；芦荟刮去皮；洗净切薄片。②锅入水烧开，下猪蹄煮尽血水，捞出洗净。③将水注入瓦煲内，大火烧开，下入猪蹄、芦荟以小火炖煮2小时，加盐和鸡精调味即可。

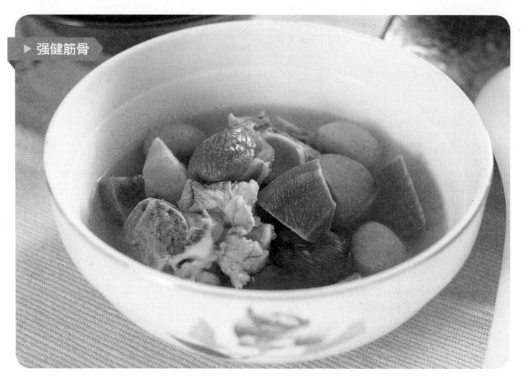

🍲 萝卜橄榄猪骨汤

| 材 料 | 青皮萝卜250克，红皮萝卜200克，橄榄100克，猪骨500克，蜜枣3颗

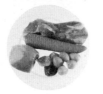

| 调 料 | 盐5克

| 做 法 | ①青皮萝卜洗净，去皮，切成块状；红皮萝卜洗净，去皮，切成块状，备用。②橄榄洗净，去核，拍烂。③猪骨用盐腌4小时，洗净；蜜枣洗净。④把所有食材放入锅中，煮2小时，调入盐即可。

🍲 排骨苦瓜煲陈皮

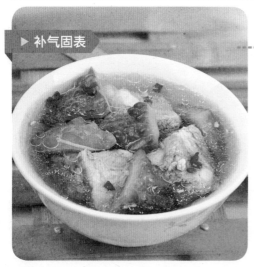

| 材 料 | 苦瓜200克，排骨175克，葱、姜各2克，陈皮5克

| 调 料 | 盐6克，胡椒粉5克

| 做 法 | ①将苦瓜洗净，去籽切块；排骨洗净，斩块氽烫，陈皮洗净备用。②煲锅上火倒入水，调入葱、姜，下入排骨、苦瓜、陈皮煲至熟，调入胡椒粉和盐即可。

青豆党参排骨汤

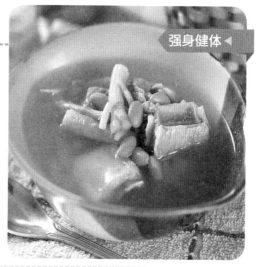

强身健体 ◀

材料 青豆50克，党参25克，排骨100克

调料 盐适量

做法 ①青豆浸泡开，洗净；党参用水润透后再洗净，切成段。②排骨冲洗干净，斩成块，入沸水锅中汆烫片刻，捞起备用。③将上述材料放入煲内，加水以小火煮约1小时，再加盐调味即可。

黄瓜扁豆排骨汤

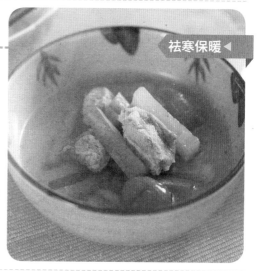

祛寒保暖 ◀

材料 黄瓜400克，扁豆30克，麦冬20克，排骨600克，蜜枣2颗

调料 盐5克

做法 ①黄瓜去瓤，洗净，切段。②扁豆、麦冬洗净；蜜枣洗净。③排骨斩件，洗净，汆烫。④将清水2000毫升放入瓦煲内，煮沸后加入以上食材，大火煮沸后改用小火煲约3小时，最后加盐调味即可。

香菇排骨汤

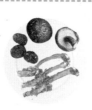

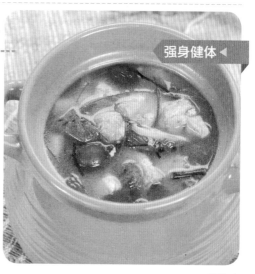

强身健体 ◀

材料 排骨300克，香菇50克，红枣适量

调料 盐3克，鸡精5克

做法 ①排骨洗净，斩块；香菇泡发，洗净撕片；红枣洗净。②热锅注水烧开，下排骨汆尽血渍，捞出洗净。③将排骨、红枣放入瓦煲，注入水，大火烧开后放入香菇，改为小火煲煮2小时，加盐调味即可。

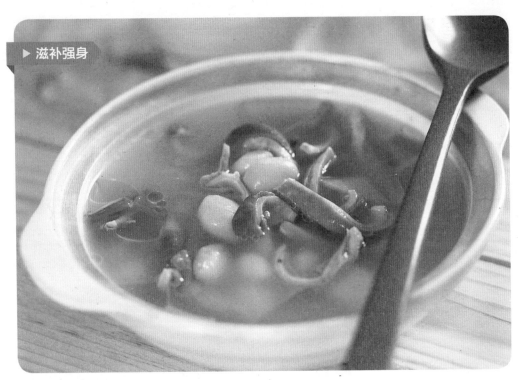

🍲 白果煲猪肚

| 材 料 | 猪肚300克，白果30克，葱15克，姜10克，高汤600毫升

| 调 料 | 盐20克，料酒10毫升，生粉30克

| 做 法 | ①猪肚用盐和生粉抓洗干净，重复2～3次后冲净切条；葱洗净切段；姜去皮洗净切片。②猪肚和白果加水煮20分钟捞出沥干。③将所有材料放入瓦罐加高汤、料酒，小火烧煮至肚条软烂，加入盐调味即可。

🍲 猪肚煲米豆

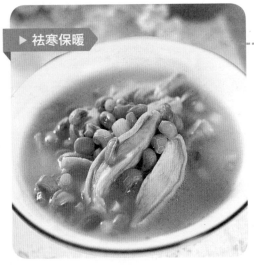

| 材 料 | 米豆50克，猪肚150克，姜片适量

| 调 料 | 盐5克，味精2克，酱油适量

| 做 法 | ①猪肚洗净，切成条状。②米豆放入清水中泡30分钟至膨胀。③锅中加油烧热，下入姜片和肚条稍炒，注入适量清水，再下入米豆煲至开花，调入盐、酱油、味精即可。

猪肚黄芪枸杞汤

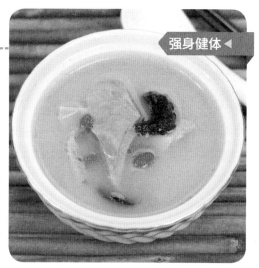

强身健体 ◄

材 料 | 猪肚200克，黄芪、枸杞各5克，生地10克，生姜适量

调 料 | 盐1克，鸡精适量

做 法 | ① 猪肚用盐、生粉搓洗干净切小块；黄芪、枸杞冲洗净；生姜洗净去皮切片。② 锅注水烧开放猪肚，汆至收缩后取出，冷水浸洗。③ 将所有食材放入同一砂煲内，注入适量清水，大火煮开后转小火煲煮，2小时后调入盐、鸡精即可。

鲜车前草猪肚汤

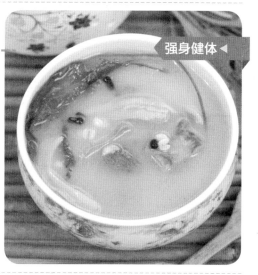

强身健体 ◄

材 料 | 鲜车前草30克，猪肚130克，薏米、赤小豆各20克，蜜枣1颗

调 料 | 生粉、盐适量

做 法 | ① 鲜车前草、薏米、赤小豆洗净；猪肚翻转，用盐、生粉反复搓擦，用清水冲净。② 锅中注水烧沸，加入猪肚汆至收缩，捞出切片。③ 将砂煲内注入清水，烧开后加入所有食材，以小火煲2.5小时，加盐调味即可。

胡椒猪肚汤

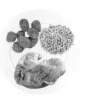

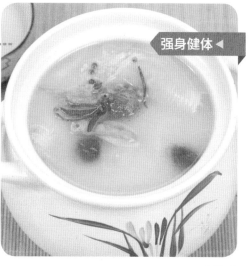

强身健体 ◄

材 料 | 猪肚1个，蜜枣5颗，胡椒15克

调 料 | 盐适量

做 法 | ① 猪肚清理干净。② 将猪肚入沸水中汆烫，刮去白膜后捞出，将胡椒放入猪肚中以线缝合。③ 将猪肚放入砂煲中，加入蜜枣，再加入适量清水，大火煮沸后改小火煲2小时，猪肚拆去线，加盐调味，取汤和猪肚食用即可。

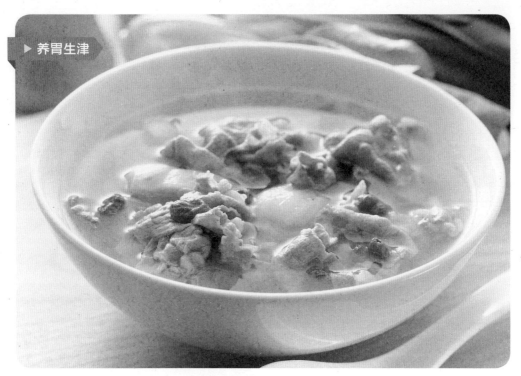

柴胡枸杞羊肉汤

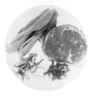

材料 | 柴胡15克，枸杞10克，羊肉片200克，油菜200克

调料 | 盐5克

做法 | ①柴胡冲净放进煮锅，加4碗水熬高汤，熬到约剩3碗，去渣留汁。②油菜清洗干净，切成段。③枸杞洗净，放入高汤中，煮至软，羊肉片入锅，并加入油菜。④待肉片熟，加盐调味即可食用。

山药白术羊肚汤

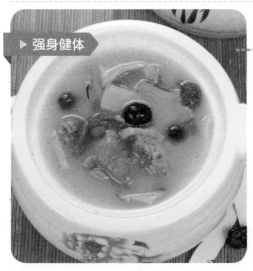

材料 | 羊肚250克，红枣、枸杞各15克，山药、白术各10克

调料 | 盐、鸡精各5克

做法 | ①羊肚清理干净，切块，汆烫；山药洗净去皮切块；白术洗净，切段；红枣、枸杞洗净，浸泡。②锅中烧水，放入羊肚、山药、白术、红枣、枸杞，加盖。③炖2小时后调入盐和鸡精调味，即可。

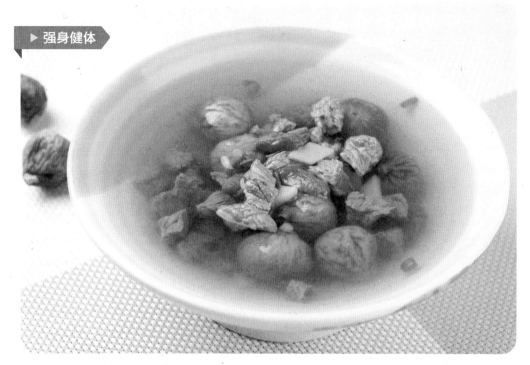

无花果牛肉汤

|材料| 无花果20克，牛肉100克，姜片、枸杞、葱花各少许

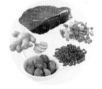

|调料| 盐2克，鸡粉2克

|做法|

① 将洗净的牛肉切条，改切成丁。

② 汤锅中注入适量清水，用大火烧开，倒入牛肉丁，搅匀，煮沸。

③ 倒入洗好的无花果，放入姜片，拌匀。

④ 盖上盖，用小火煮约40分钟，至锅中食材熟透。

⑤ 揭盖，放入适量盐、鸡粉调味。

⑥ 把煮好的汤料盛出，装入碗中，撒上葱花即可。

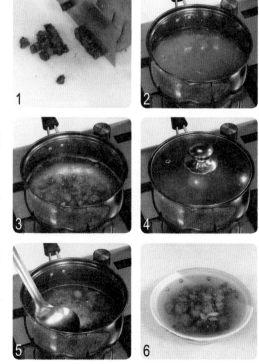

天麻炖鸡汤

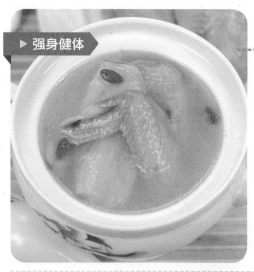

| 材料 | 鸡肉300克，天麻、生姜各15克，枸杞少许

| 调料 | 盐5克

| 做法 | ①鸡肉洗净，汆烫；天麻洗净，切片；生姜洗净，切片；枸杞洗净，浸泡。②将鸡肉、天麻、生姜、枸杞放入炖盅，隔水慢炖2小时。③加入盐调味，出锅即可食用。

冬瓜鲜鸡汤

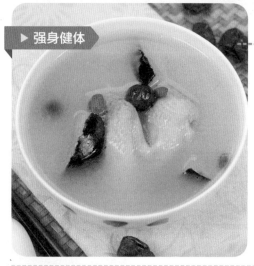

| 材料 | 鸡肉200克，冬瓜100克，红枣、枸杞各15克

| 调料 | 盐5克

| 做法 | ①鸡肉清理干净，汆烫；冬瓜洗净，切块；红枣、枸杞洗净，浸泡。②将鸡肉、冬瓜、红枣、枸杞放入锅中，加适量清水以小火慢炖。③2小时后关火，加入盐即可食用。

鸡肉白果汤

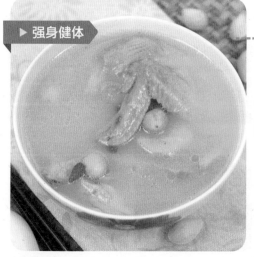

| 材料 | 鸡肉400克，白果20克，生姜、枸杞各15克

| 调料 | 盐5克，鸡精3克

| 做法 | ①鸡肉清理干净，汆烫，切块；白果洗净；生姜洗净，切片；枸杞洗净，浸泡。②锅中注水烧沸，放入鸡肉、枸杞、白果、生姜慢炖2.5小时。③待白果酥软后，加入盐和鸡精调味，出锅装入炖盅即可。

三七薤白鸡肉汤

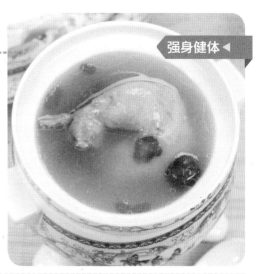

强身健体 ◂

|材 料|鸡肉350克，枸杞20克，三七、薤白各少许

|调 料|盐5克

|做 法|①鸡清理干净，斩件，汆烫；三七洗净，切片；薤白洗净，切碎；枸杞洗净，浸泡。②将鸡肉、三七、薤白、枸杞放入锅中，加适量清水，用小火慢煲。③2小时后加入盐即可食用。

黄芪桂圆山药鸡肉汤

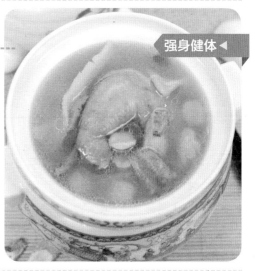

强身健体 ◂

|材 料|鸡肉400克，黄芪、桂圆、山药各适量，枸杞15克

|调 料|盐5克

|做 法|①鸡清理干净，斩件，汆烫；黄芪洗净，切开；桂圆洗净，去壳去核；山药洗净，切片；枸杞洗净，浸泡。②将鸡肉、黄芪、桂圆、山药、枸杞放入锅中，加适量清水慢炖2小时。③加入盐即可食用。

白果莲子糯米乌鸡汤

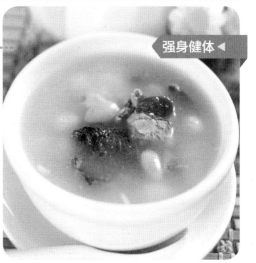

强身健体 ◂

|材 料|乌鸡1只，白果25克，莲子、糯米各50克

|调 料|胡椒5克，盐8克

|做 法|①乌鸡清理好，冲洗干净，斩成件。②白果、莲子、胡椒清洗干净；糯米用水浸泡，洗净。③将上述材料放入炖盅炖2小时，放入盐、胡椒调味即可。

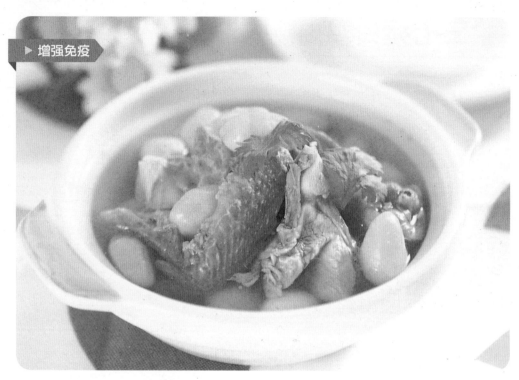

🍲 银杏炖鹧鸪

| 材料 | 银杏、生姜各10克，鹧鸪1只 |

| 调料 | 盐、鸡精各5克，味精、胡椒粉各3克 |

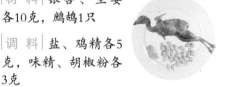

| 做法 | ①鹧鸪清理干净，斩小块；生姜洗净切片。②净锅上火，鹧鸪入沸水中汆烫。③锅中加油烧热，下入姜片爆香，加入适量清水，放入鹧鸪、银杏煲30分钟后加入调味料即可。 |

🍲 西洋参煲乳鸽

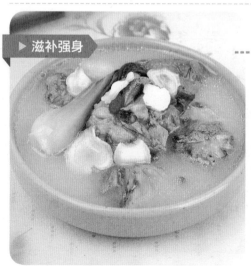

| 材料 | 乳鸽450克，西洋参10克，菜心6克 |

| 调料 | 盐6克 |

| 做法 | ①将乳鸽清理好，清洗干净，斩成块，用沸水汆好，捞出备用；西洋参洗净；菜心洗净备用。②净锅放在火上，倒入清水，下入乳鸽、西洋参煲至成熟，下入菜心，调入盐调味即可。 |

PART 5

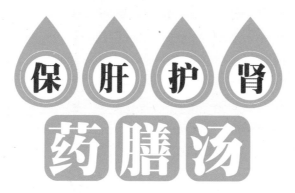

保肝护肾

药膳汤

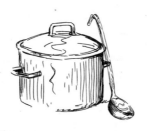

　　肝脏、肾脏是人体解毒、排毒以及维持新陈代谢的器官，一旦受损，将会打破身体的平衡。中医认为，许多食材均有非常好的保肝护肾的食疗功效。在各类美食中，尤以熬制成汤的药膳汤功效最佳。这类药膳汤有很好的预防和辅助治疗各类疾病的效果，特别适合肝脏和肾脏功能不佳者食用，健康之人食用则可以长期维持肝肾功能的正常，保护身体健康不受疾病侵害。

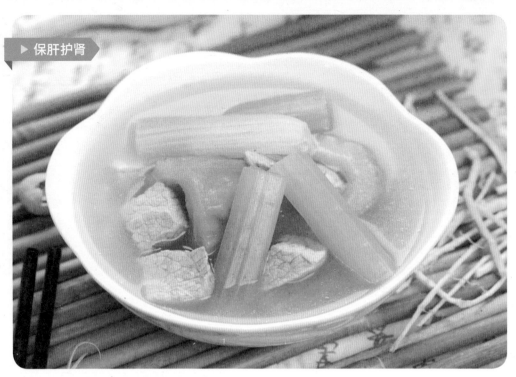

▶ 保肝护肾

芹菜苦瓜瘦肉汤

材料 | 芹菜、瘦肉各150克，西洋参20克

调料 | 盐5克

做法 | ①芹菜洗净，去叶，梗切段；瘦肉洗净，切块；西洋参洗净，切丁，浸泡。②将瘦肉放入沸水中汆烫，洗去血污。③将芹菜、瘦肉、西洋参放入沸水锅中小火慢炖2小时，再改为大火，调入盐调味，拌匀即可出锅。

节瓜蚝豉瘦肉汤

▶ 明目强肝

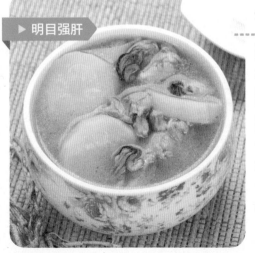

材料 | 瘦肉300克，蚝豉30克，节瓜100克

调料 | 盐4克，鸡精3克

做法 | ①瘦肉洗净，切件，汆烫；蚝豉洗净，用水稍微浸泡；节瓜洗净，去皮切块。②将瘦肉、蚝豉、节瓜放入锅中，加入清水，以小火炖2.5小时。③调入盐和鸡精即可食用。

海马干贝猪肉汤

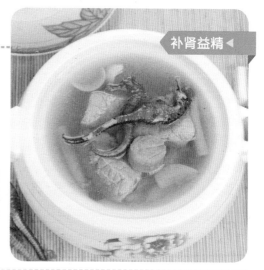

|材 料| 瘦肉300克，海马、干贝、百合、枸杞各适量

|调 料| 盐5克

|做 法| ①瘦肉洗净，切块，汆烫；海马洗净，浸泡；干贝洗净，切段；百合洗净；枸杞洗净，浸泡。②将瘦肉、海马、干贝、百合、枸杞放入沸水锅中慢炖2小时。③调入盐调味，出锅即可。

莲子芡实瘦肉汤

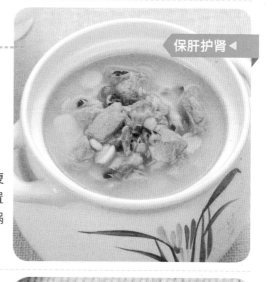

|材 料| 瘦肉350克，莲子、芡实各少许

|调 料| 盐5克

|做 法| ①瘦肉洗净，切件；莲子洗净，去莲心；芡实洗净。②瘦肉汆烫后洗净备用。③将瘦肉、莲子、芡实放入炖盅，加适量水，锅置火上，将炖盅隔水炖1.5小时，调入盐出锅即可食用。

淡菜瘦肉汤

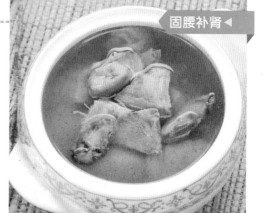

|材 料| 瘦肉400克，淡菜30克

|调 料| 盐、鸡精各5克

|做 法| ①瘦肉洗净，切块；淡菜洗净，用水稍微浸泡。②锅内烧水，待水沸时，放入瘦肉去除血水。③将瘦肉、淡菜放入锅中，加入清水，炖2小时后调入盐和鸡精即可食用。

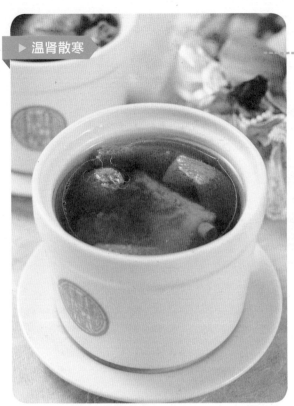

▶ 温肾散寒

竹荪排骨汤

| 材 料 | 排骨200克，竹荪20克 |

| 调 料 | 盐2克，鸡精3克，味精2克 |

| 做 法 | ① 将竹荪洗净；排骨斩成小块，洗净，氽烫。② 将排骨和竹荪放入炖盅内炖2个小时。③ 最后放入盐、鸡精、味精即可。 |

养生小贴士：

竹荪的有效成分可补充人体所需的营养物质，提高机体的免疫力。竹荪能够保护肝脏，减少腹壁脂肪的积存，有"刮油"的作用，从而产生降血压、降血脂和减肥的效果。

黑豆排骨汤

养肝护阴 ◀

| 材 料 | 黑豆10克，猪小排100克 |

| 调 料 | 葱花、姜丝、盐各少许 |

| 做 法 | ① 将猪小排、黑豆洗净。② 将适量水放入锅中，开中火，待水开后放入黑豆及猪小排、姜丝熬煮。③ 待食材煮软至熟后，加入盐调味，并撒上葱花即可。 |

养生小贴士：

黑豆含有丰富的维生素E，能清除体内的自由基，减少皮肤皱纹，达到养颜美容的目的；此外，其内丰富的膳食纤维，可促进肠胃蠕动，预防便秘。

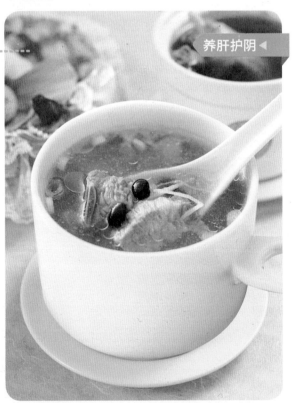

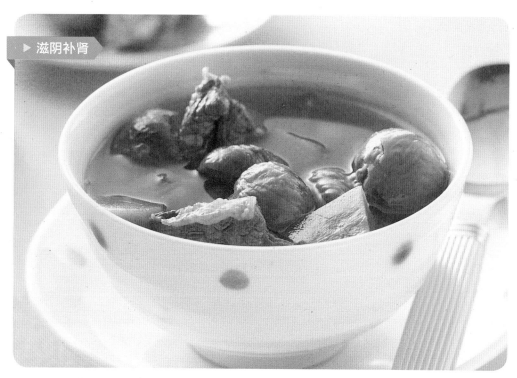

▶ 滋阴补肾

板栗无花果排骨汤

材料｜鲜板栗250克，排骨500克，胡萝卜1根，无花果30克

调料｜盐1小匙

做法｜①板栗入沸水中用小火煮约5分钟，捞起剥膜。②排骨放入沸水中氽烫，捞起洗净。③胡萝卜削皮，洗净切块。④将所有材料盛锅，加水盖过材料，以大火煮开，转小火续煮30分钟，加盐调味即可。

二冬生地炖龙骨

▶ 养肝明目

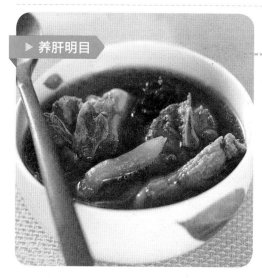

材料｜猪脊骨250克，天冬、麦冬各10克，熟地、生地各15克，人参5克

调料｜盐、味精各适量

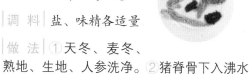

做法｜①天冬、麦冬、熟地、生地、人参洗净。②猪脊骨下入沸水中氽去血水，捞出沥干备用。③把猪脊骨、天冬、麦冬、熟地、生地、人参放入炖盅内，加适量开水，盖好，隔沸水用小火炖约3小时，调入盐和味精即可。

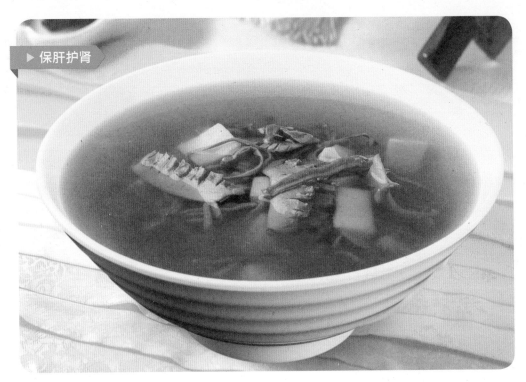

虫草山药猪腰汤

|材 料| 水发虫草花50克，猪腰180克，山药200克，姜片少许

|调 料| 盐3克，鸡粉2克，胡椒粉1克，白醋、料酒各5毫升，食用油适量

|做 法|

①洗净的猪腰切去筋膜，内侧切上一字花刀，切成片；去皮洗净的山药切成丁。

②锅中注水烧开，倒入白醋，放入山药，煮1分钟，把焯过的山药捞出，备用。

③将猪腰放入沸水锅中，煮1分钟，余去血水，然后捞出备用。

④砂锅中注水烧开，放入虫草花、姜片、猪腰、山药，加入少许料酒。

⑤盖上盖，用大火烧开后，转小火炖30分钟。

⑥揭盖，放入盐、鸡粉、胡椒粉拌匀调味，盛出即可。

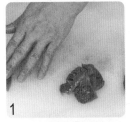
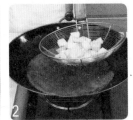
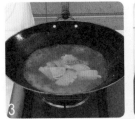
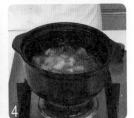
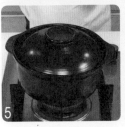
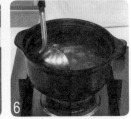

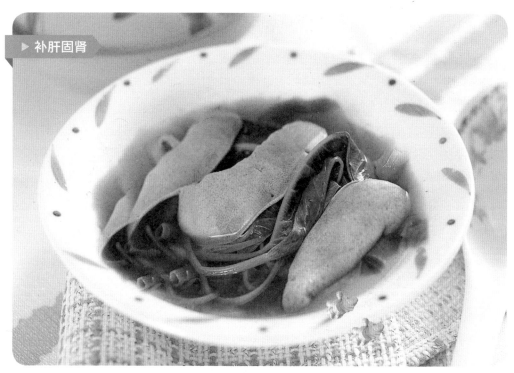

🍲 车前空心菜猪腰汤

| 材 料 | 车前子150
克，猪腰1只，姜少
许，空心菜100克

| 调 料 | 盐6克，味精
3克

| 做 法 | ①车前子洗净，加水800毫升，煎
至400毫升。②猪腰、空心菜洗净，猪肾切
片，空心菜切段。③再将猪腰、空心菜放入
车前子水中，加入姜片和盐，继续煮至熟，
入味精即可。

🍲 党参马蹄猪腰汤

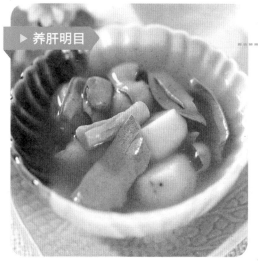

| 材 料 | 猪腰200克，马蹄
150克，党参100克

| 调 料 | 盐6克，料酒适量

| 做 法 | ①猪腰洗净，剖
开，切去白色筋膜，切片，用适量酒、油、
盐拌匀。②马蹄洗净去皮；党参洗净切段。
③马蹄、党参放入锅内，加适量清水，大火
煮开后改小火煮30分钟，加入猪腰再煲10
分钟，以盐调味供用。

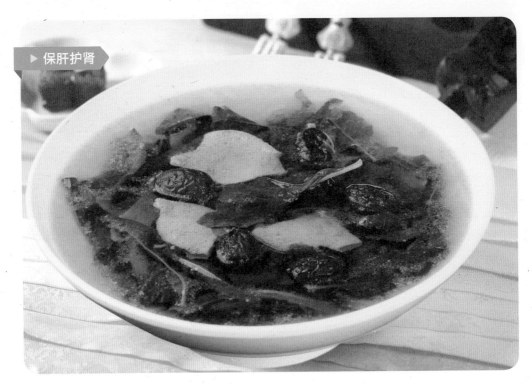

枸杞叶猪肝汤

|材 料| 枸杞叶100克，猪肝150克，红枣30克，姜片少许

|调 料| 盐5克，鸡粉4克，胡椒粉3克，料酒5毫升，食用油少许

|做 法|

①把洗净的猪肝切成薄片。

②将猪肝片放入碗中，加入盐、鸡粉、料酒，拌匀入味。

③倒上少许水淀粉，拌匀上浆，腌渍10分钟。

④锅中注水烧开，加入红枣、食用油、姜片，煮约3分钟。

⑤加入盐、鸡粉、胡椒粉、枸杞叶，拌匀煮沸。

⑥倒入猪肝片拌匀，用中小火煮一会至食材熟透即成。

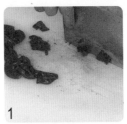

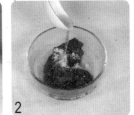

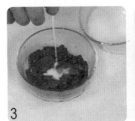

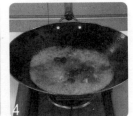

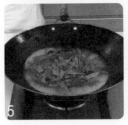

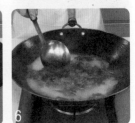

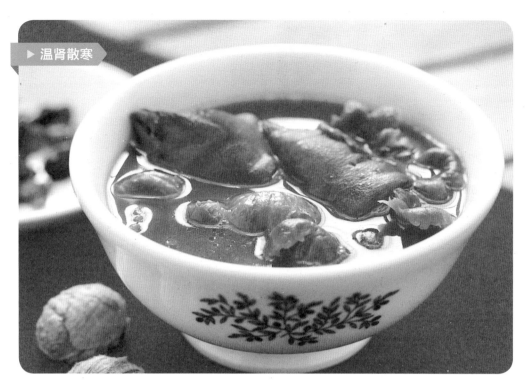

► 温肾散寒

板栗桂圆炖猪蹄

| 材 料 | 新鲜板栗200克，桂圆肉100克，猪蹄2只

| 调 料 | 盐2小匙

| 做 法 | ①板栗入开水中煮5分钟，捞起剥膜，洗净。②猪蹄斩块后入沸水中氽烫捞起，洗净。③将板栗、猪蹄放入炖锅中，加水盖过材料，以大火煮开，改用小火炖70分钟。④桂圆剥散，入锅中续炖5分钟，加盐调味即可。

莲藕黑豆猪蹄汤

► 滋阴补肾

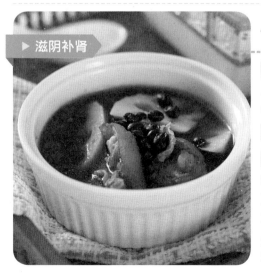

| 材 料 | 莲藕750克，陈皮10克，猪蹄1只，红枣4颗，黑豆100克

| 调 料 | 盐少许

| 做 法 | ①莲藕洗净，去皮切块；猪蹄刮净，斩块，煮5分钟，捞起，洗净；黑豆入锅中炒至豆衣裂开，再用清水洗净，沥干；陈皮、红枣分别用清水洗净。②瓦煲内加入适量清水，先用大火煲至水开，然后放入全部材料，待水再开改用中火继续煲3小时，加入盐调味。

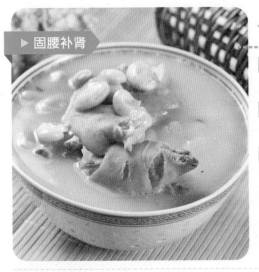

▶ 固腰补肾

 # 大豆蹄花汤

| 材 料 | 猪蹄1只，大豆100克

| 调 料 | 盐5克，料酒5毫升，胡椒3克

| 做 法 | ① 猪蹄洗净剁件；大豆洗净泡发。② 净锅上火，放入清水、猪蹄、大豆，大火煮沸，去除浮沫，调入料酒、胡椒。③ 转用小火慢炖2~3小时，调入盐调味即可。

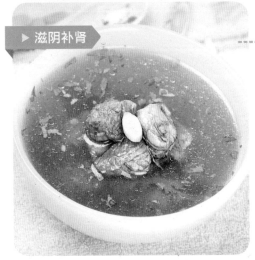

▶ 滋阴补肾

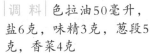 # 滋补牛肉汤

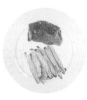

| 材 料 | 牛肉175克，黄芪12克

| 调 料 | 色拉油50毫升，盐6克，味精3克，葱段5克，香菜4克

| 做 法 | ① 将牛肉洗净、切块；黄芪洗净浸泡备用。② 净锅上火，倒入色拉油烧热，爆香葱段，下入牛肉煸炒2分钟，倒入适量水烧沸，下入黄芪煮至熟，调入盐、味精，撒入香菜即可。

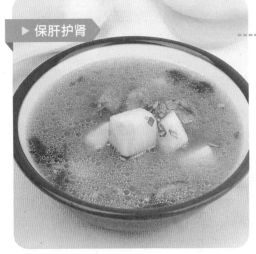

▶ 保肝护肾

 # 枸杞山药牛肉汤

| 材 料 | 山药200克，牛肉125克，枸杞5克

| 调 料 | 盐6克，香菜末3克

| 做 法 | ① 将山药去皮，洗净切块；牛肉洗净，切块氽烫；枸杞洗净备用。② 净锅上火倒入水，下入山药、牛肉、枸杞煲至熟，调入盐调味，最后撒入香菜末即可。

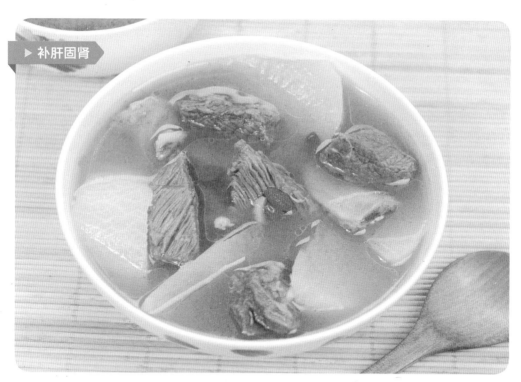

🍲 耙齿萝卜牛腩汤

| 材 料 | 牛腩200克，白萝卜150克，耙齿菌、陈皮、枸杞各适量

| 调 料 | 盐少许

| 做 法 | ①牛腩洗净，切块后氽去血水；白萝卜去皮洗净，切块；耙齿菌、陈皮分别洗净；枸杞泡发洗净。②将牛腩、白萝卜、耙齿菌、陈皮、枸杞放入汤锅中，加水用大火煮沸后转小火慢炖2小时。③加盐调味，搅匀即可。

🍲 莲子芡实薏米牛肚汤

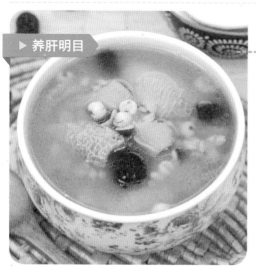

| 材 料 | 牛肚250克，莲子、芡实、薏米各适量，红枣3颗

| 调 料 | 盐少许

| 做 法 | ①牛肚加盐搓洗，再用清水冲干净，切块；莲子、芡实、薏米、红枣均洗净待用。②将上述原材料放入汤煲内，倒入适量清水，用大火煮沸后转小火煲熟，调入盐即可。

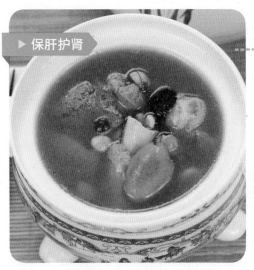

▶ 保肝护肾

肉苁蓉莲子羊骨汤

| 材 料 | 羊骨400克，肉苁蓉、莲子各20克

| 调 料 | 盐6克，鸡精4克

| 做 法 | ①羊骨洗净，斩件，氽烫；肉苁蓉洗净，切块；莲子洗净，去莲心。②将羊骨、肉苁蓉、莲子放入炖盅。③锅中注水，烧沸后放入炖盅以小火炖2小时，调入盐、鸡精即可食用。

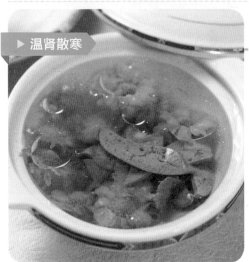

▶ 温肾散寒

菊花羊肝汤

| 材 料 | 鲜羊肝200克，生姜片、葱花各5克，菊花50克

| 调 料 | 盐2克，料酒10毫升，胡椒粉1克，蛋清淀粉15克

| 做 法 | ①羊肝洗净，切片；菊花用水洗净，浸泡。②羊肝片入沸水中稍氽一下，用盐、料酒、蛋清淀粉浆好。③锅内加油烧热，下姜片煸出香味，注水，加入羊肝片、胡椒粉、盐煮至汤沸，下菊花、葱花。

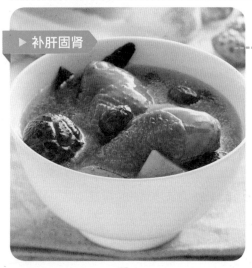

▶ 补肝固肾

灵芝山药杜仲汤

| 材 料 | 香菇2朵，鸡腿1只，灵芝3片，杜仲5克，红枣6颗，丹参、山药各10克

| 调 料 | 盐适量

| 做 法 | ①鸡腿洗净，入开水中氽烫。②香菇泡发洗净；灵芝、杜仲、丹参均洗净浮尘，红枣去核洗净。③炖锅放入八分满的水烧开后，将所有材料入煮锅煮沸，转小火炖约1小时即可。

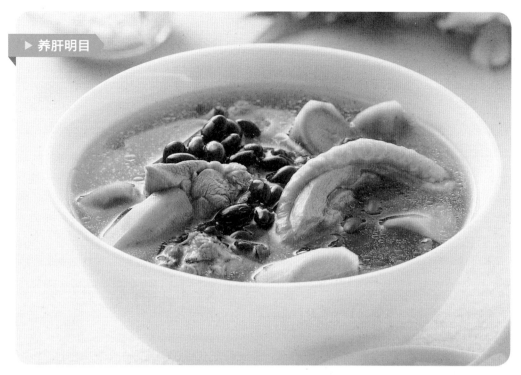

黑豆牛蒡炖鸡汤

| 材 料 | 黑豆、牛蒡各150克，鸡腿1只 |
| 调 料 | 盐5克 |

做 法 ① 黑豆淘净，以清水浸泡30分钟。② 牛蒡削皮，洗净，切块。③ 鸡腿剁块，入开水中汆烫后捞出，备用。④ 黑豆、牛蒡先下锅，加6碗水煮沸，转小火炖15分钟，再下入鸡腿块续炖30分钟，加盐调味即可。

巴戟黑豆汤

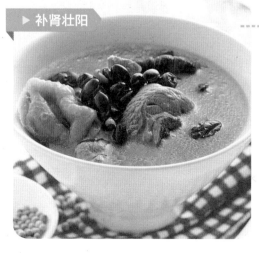

| 材 料 | 巴戟天、胡椒各15克，黑豆100克，鸡腿150克 |
| 调 料 | 盐5克 |

做 法 ① 将鸡腿剁块，放入沸水中汆烫，捞起冲净；巴戟天、胡椒洗净。② 将黑豆淘净，和鸡腿、巴戟天、胡椒粒一道盛入锅中，加水盖过材料。③ 以大火煮开，转小火续炖40分钟，加盐调味即可。

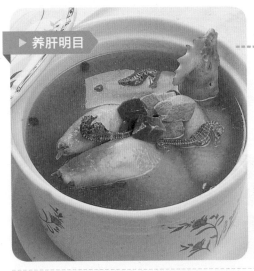

▶ 养肝明目

海马炖土鸡

| 材 料 | 土鸡1只，海马、枸杞各50克，瘦肉、火腿各100克

| 调 料 | 盐4克，料酒20毫升

| 做 法 | ①瘦肉、火腿、枸杞、海马分别洗净，瘦肉、火腿切小块。②土鸡清理干净，放进开水中汆至出油，捞起控干水。③往砂锅中加适量清水，把鸡和其他原材料一起倒入，煮开后下料酒、盐，炖半小时即可。

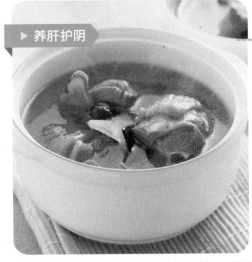

▶ 养肝护阴

杜仲寄生鸡汤

| 材 料 | 炒杜仲50克，桑寄生25克，鸡腿150克

| 调 料 | 盐5克

| 做 法 | ①将鸡腿洗净，剁成块，放入沸水中汆汤，捞出冲净；桑寄生洗净。②将鸡肉、炒杜仲、桑寄生一道放入锅中，加水盖过材料。③以大火煮开，转小火续煮40分钟，加盐调味即可。

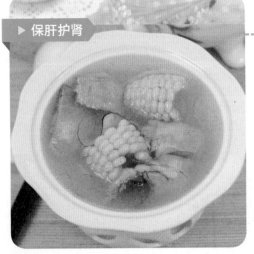

▶ 保肝护肾

玉米海底椰鸡肉汤

| 材 料 | 鸡肉250克，玉米100克，海底椰50克

| 调 料 | 盐6克，鸡精3克

| 做 法 | ①鸡肉清理干净，汆烫；海底椰洗净，取肉，切片；玉米洗净，切段。②将鸡肉、海底椰、玉米放入锅中，加入清水，小火慢炖。③汤色变浓且有香味飘出时，调入盐和鸡精即可。

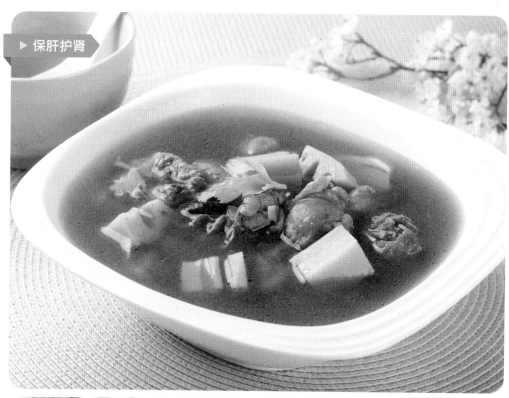

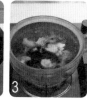
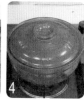

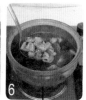

1　2　3　4　5　6

黑豆莲藕鸡汤

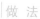

材料 水发黑豆100克，鸡肉300克，莲藕180克，姜片少许

调料 盐、鸡粉各少许，料酒5毫升

做法

1. 将洗净去皮的莲藕切成丁；洗好的鸡肉斩成小块。

2. 锅中加水烧开，倒入鸡块，汆去血水后捞出，沥干水分，待用。

3. 砂锅中注入适量清水烧开，放入姜片、鸡块、黑豆、藕丁，淋入少许料酒。

4. 盖上盖，煮沸后用小火炖煮约40分钟，至食材熟透。

5. 取下盖子，加入少许盐、鸡粉。

6. 搅匀调味，再续煮一会儿，至食材入味即可。

养生小贴士：

黑豆含有蛋白质、不饱和脂肪酸、磷脂、钙、磷、铁、钾、胡萝卜素、B族维生素、胆碱、大豆黄酮、皂苷等。糖尿病患者常食黑豆，可促进体内糖类物质的代谢，对保持血糖值的稳定有一定的帮助。

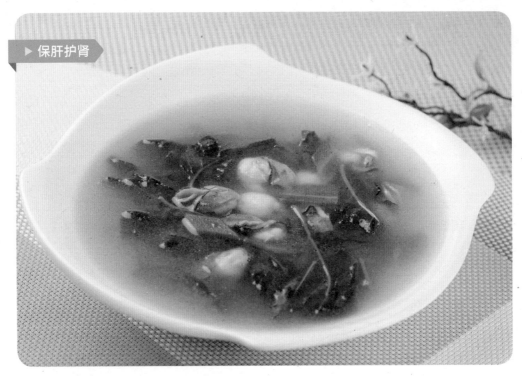

枸杞胡萝卜蚝肉汤

|材料| 枸杞叶60克，生蚝肉300克，胡萝卜90克，姜片少许

|调料| 盐3克，鸡粉2克，胡椒粉少许，料酒5毫升，食用油适量

|做法|

①洗净去皮的胡萝卜切薄片；洗净的生蚝肉加鸡粉、盐、料酒拌匀，腌渍10分钟。

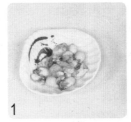
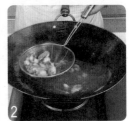

②锅中注水烧开，倒入生蚝肉搅匀，汆烫后捞出，沥干水分，待用。

③另起锅，注入适量清水烧开，放入姜片、胡萝卜片，淋入少许食用油。

④倒入生蚝肉，再加入盐、鸡粉。

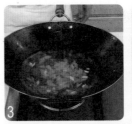
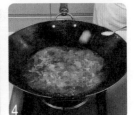

⑤加盖，小火煮约4分钟至食材熟软。

⑥再放入洗净的枸杞叶，略煮，撒上胡椒粉搅匀，续煮片刻，至食材入味即成。

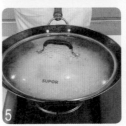
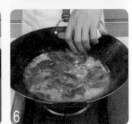

PART 6

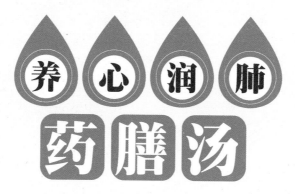

养心润肺
药膳汤

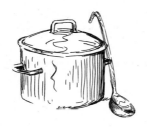

　　生活、工作中总会出现很多无形的压力，导致很多人心力交瘁、疲惫不堪，加上环境、天气等原因致使很多人身体素质每况愈下，顾此失彼，往往十分容易疏松对于心、肺的保护。对于这种情况，是可以通过食疗来加以改善的。本章特别为这一类有着强烈需求的人群认真细致地配制了一类药膳汤，以方便读者查阅、制作。

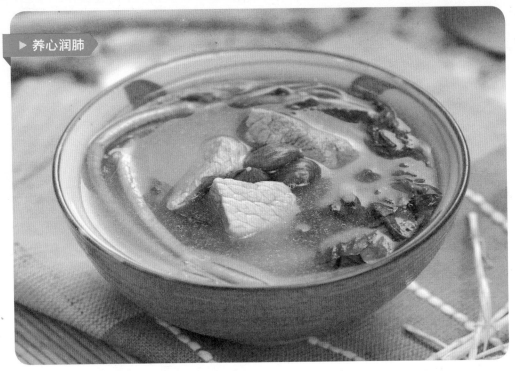

西洋菜北杏瘦肉汤

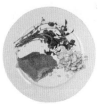

| 材 料 | 瘦肉250克，北杏、西洋菜各适量 |

| 调 料 | 盐5克，鸡精3克 |

| 做 法 | ①瘦肉洗净切块；西洋菜、杏仁洗净。②将瘦肉放入沸水中氽去血污，捞出洗净。③锅中注水，烧沸后放入瘦肉、北杏、西洋菜，大火烧沸后以小火炖1.5小时，调入盐、鸡精，稍炖即可食用。 |

甘麦红枣瘦肉汤

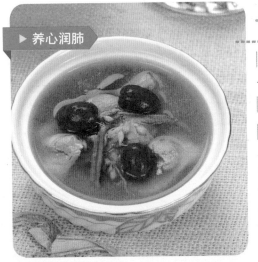

| 材 料 | 瘦肉400克，甘草、小麦、红枣各适量 |

| 调 料 | 盐5克 |

| 做 法 | ①瘦肉洗净，切块，氽去血水；甘草、小麦、红枣洗净。②瘦肉、甘草、小麦、红枣放入沸水锅中，以小火炖2小时。③调入盐即可食用。 |

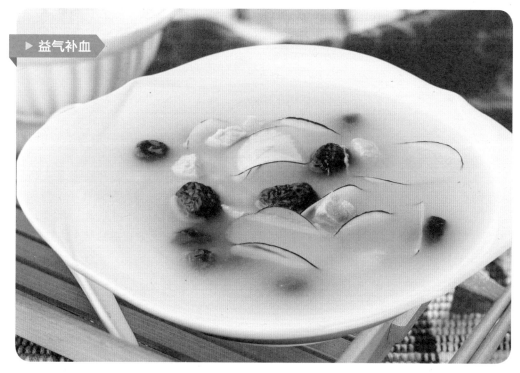

海底椰红枣瘦肉汤

| 材 料 | 瘦肉150克，红枣30克，海底椰15克，姜片少许

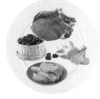

| 调 料 | 盐3克，鸡粉2克

| 做 法 |

① 把洗净的瘦肉切成小块，放入小碟中。

② 砂煲中倒入适量清水，用大火烧开，放入洗净的海底椰、红枣。

③ 倒入瘦肉块，撒入姜片，拌匀煮沸。

④ 盖上盖，转用小火续煮约30分钟至食材熟软。

⑤ 揭盖，稍微搅拌锅中的食材，加入盐、鸡粉。

⑥ 用锅勺拌匀，调味，将煮好的瘦肉汤盛入汤碗中即可。

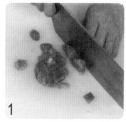

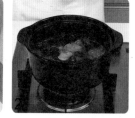

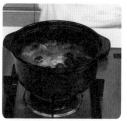

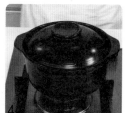

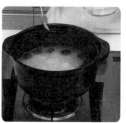

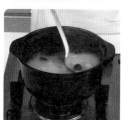

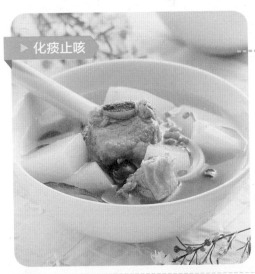

▶ 化痰止咳

麦枣甘草排骨汤

| 材 料 | 小麦100克，红枣10颗，甘草15克，白萝卜250克，排骨250克

| 调 料 | 盐10克

| 做 法 | ① 小麦淘净，以清水浸泡1小时，沥干；红枣、甘草洗净。② 排骨洗净斩件，余烫，捞起洗净；白萝卜削皮，洗净，切块。③ 将所有材料放入锅中，加8碗水，以大火煮沸后转小火炖约40分钟，加盐调味即可。

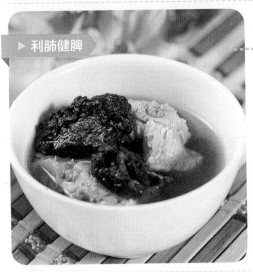

▶ 利肺健脾

生地煲龙骨

| 材 料 | 龙骨500克，生地20克，生姜50克

| 调 料 | 盐5克，味精3克

| 做 法 | ① 龙骨洗净，斩成小段；生地洗净；生姜去皮，切成片。② 将龙骨放入炒锅中炒至断生，捞出备用。③ 取一炖盅，放入龙骨、生地、生姜和适量清水，隔水炖60分钟，加盐、味精调味即可。

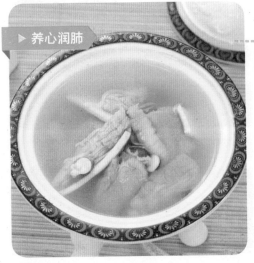

▶ 养心润肺

西洋参芡实排骨汤

| 材 料 | 排骨200克，西洋参、芡实各适量

| 调 料 | 盐3克

| 做 法 | ① 西洋参洗净，芡实洗净，一起泡发15分钟。② 排骨冲洗干净，斩成块，入沸水锅中余去血水。③ 砂煲注水，放入排骨、西洋参、芡实，大火烧开后改为小火煲3小时，加盐调味即可。

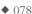

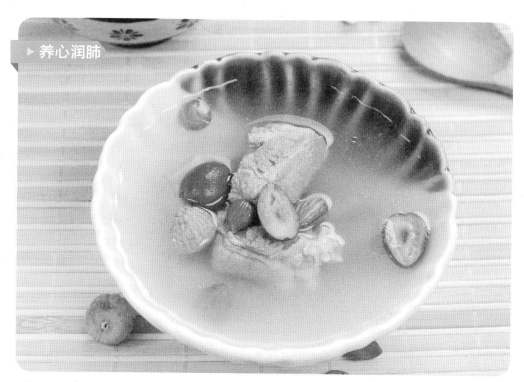

🍲 无花果杏仁排骨汤

| 材 料 | 排骨、无花果、红枣、杏仁各适量 |

| 调 料 | 盐2克 |

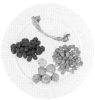

| 做 法 | ①排骨冲洗干净，斩成块，氽烫。②红枣洗净，切开去核；无花果洗净；杏仁洗净。③将排骨、无花果、红枣、杏仁放入汤煲，加适量清水，大火烧开后改用小火炖煮2.5小时，加盐调味即可。

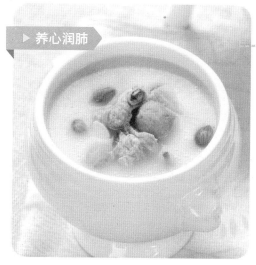

🍲 南北杏无花果煲排骨

| 材 料 | 排骨200克，南北杏各10克，无花果适量 |

| 调 料 | 盐3克，鸡精4克 |

| 做 法 | ①排骨洗净，斩段成块；南北杏、无花果均洗净。②锅加水烧开放入排骨氽尽血渍，捞出洗净。③砂煲内注上适量清水烧开，放入排骨、南北杏、无花果，用大火煲沸后改小火煲2小时，加盐、鸡精调味即可。

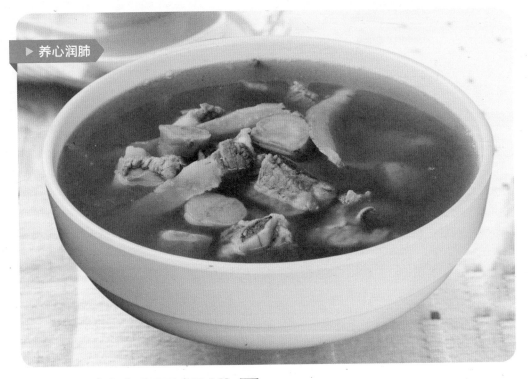

玉竹板栗煲排骨

|材 料| 排骨450克，板栗200克，玉竹30克

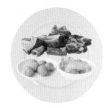

|调 料| 盐3克，鸡粉2克，料酒少许

|做 法|

①把洗净的板栗对半切开；洗净的排骨斩成小件。

②锅中倒入适量清水，放入排骨段，煮沸，汆去血渍，撇去浮沫，捞出沥干水分，备用。

③砂煲中注入适量清水，大火煮沸，倒入汆好的排骨段及板栗、玉竹，拌匀。

④淋入少许料酒，煮沸后用小火炖煮约60分钟至食材熟透。

⑤加入盐、鸡粉，用锅勺拌匀。

⑥将煮好的排骨汤盛出即成。

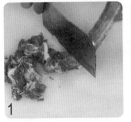

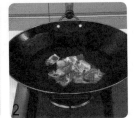

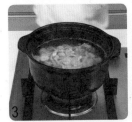

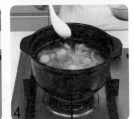

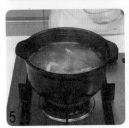

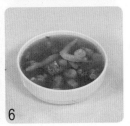

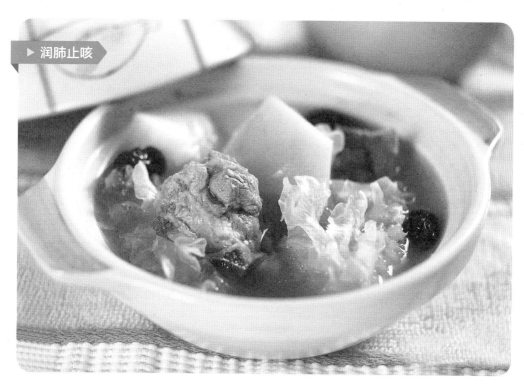

▶ 润肺止咳

🍲 银耳猪骨汤

| 材 料 | 猪脊骨750克，银耳50克，青木瓜1个，红枣10颗
| 调 料 | 盐8克

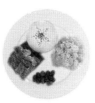

| 做 法 | ①猪脊骨洗净，斩人件；木瓜去皮、核，洗净，切角块。②银耳用水浸开，洗净，摘小朵；红枣洗净。③把猪脊骨、木瓜、红枣放入清水锅内，烧开后改小火煲1小时，放入银耳，再煲1小时，加盐调即可。

🍲 木耳炖牛蛙

▶ 润肺去燥

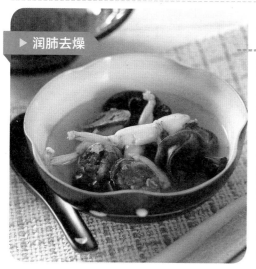

| 材 料 | 牛蛙500克，水发木耳50克，熟香肠50克，姜末适量

| 调 料 | 盐、料酒、醋、葱花各适量

| 做 法 | ①牛蛙去皮去内脏切块，加盐、料酒腌渍；香肠切丁；木耳洗净撕片。②油烧热，放姜末、葱花煸香，加水、香肠、牛蛙、木耳、料酒，大火烧沸后改用小火炖至熟烂，加盐、醋调味即成。

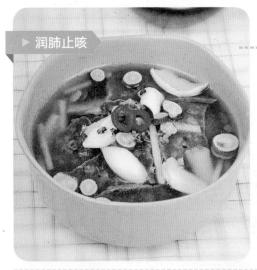

▶ 润肺止咳

甜草猪肺汤

| 材 料 | 猪肺200克，水发甜草根10克，雪梨、水发百合各10克

| 调 料 | 盐、白糖各4克

| 做 法 | ①将猪肺洗净，切片，汆水，水发甜草根洗净；雪梨洗净切丝；水发百合洗净备用。②净锅上火倒入水，烧开，下入猪肺、水发甜草根、雪梨、水发百合煲至熟，加盐、白糖调味即可。

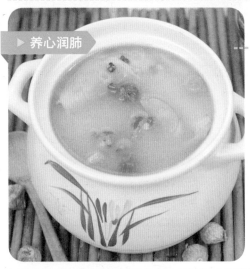

▶ 养心润肺

无花果煲猪肚

| 材 料 | 无花果20克，猪肚1个，蜜枣、老姜适量

| 调 料 | 盐、鸡精、胡椒

| 做 法 | ①猪肚加盐、醋反复洗，冲净；无花果、蜜枣洗净；胡椒研碎；姜洗净，去皮切片。②锅中注水烧开，将猪肚汆去血沫后捞出。③将所有食材一同放入砂煲中，加清水，大火煲滚后改小火煲2小时，至猪肚软烂后调入盐、鸡精即可。

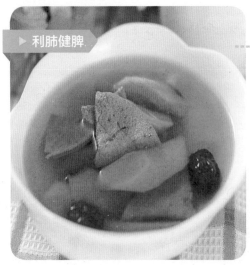

▶ 利肺健脾

胡萝卜红枣猪肝汤

| 材 料 | 猪肝200克，胡萝卜300克，红枣10颗

| 调 料 | 盐、料酒各适量

| 做 法 | ①胡萝卜洗净去皮切块，放油略炒；红枣洗净。②猪肝洗净切片，用盐、料酒腌渍，放油略炒后盛出。③把胡萝卜、红枣放入锅内，加足量清水，大火煮沸后以小火煲至胡萝卜熟软，放猪肝再煲沸，加盐调味。

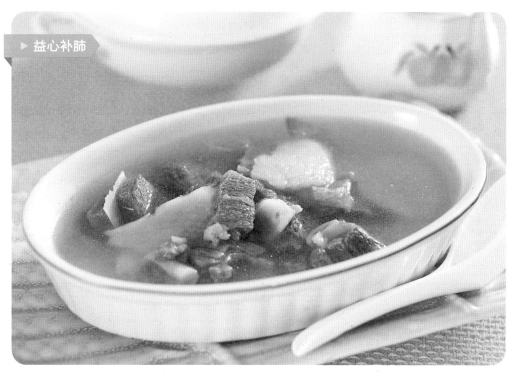

▶ 益心补肺

🍲 黄芪羊肉汤

| 材 料 | 黄芪15克，精羊肉200克，山药50克

| 调 料 | 盐、味精、香油、葱末、料酒、姜丝、香菜末各适量

| 做 法 | ① 黄芪洗净切丝；羊肉洗净切片；山药去皮洗净切块。② 锅内加水、材料、姜丝、葱末、料酒烧沸后改小火煮50分钟。③ 调入盐、味精、香油，撒上香菜末即成。

▶ 养心润肺

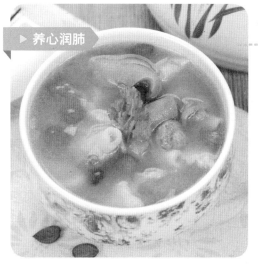

🍲 蜜枣白菜羊肺汤

| 材 料 | 羊肉300克，白菜100克，蜜枣、南杏各适量，香菜10克

| 调 料 | 盐4克，鸡精3克

| 做 法 | ① 羊肉洗净，切件，氽烫；白菜洗净切段；香菜洗净切段。② 汤锅中放入羊肉、白菜、蜜枣、南杏，加入适量清水，大火烧沸后转小火炖2小时。③ 调入盐和鸡精，撒上香菜段即可。

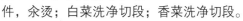

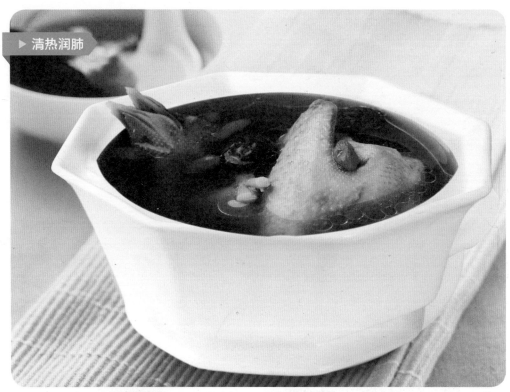

▶ 清热润肺

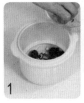   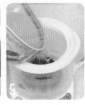

1　2　3　4　5　6

清补凉乳鸽汤

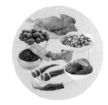

|材料| 乳鸽200克，红枣2克，芡实2克，枸杞1克，党参2克，陈皮、姜片各少许

|调料| 盐3克，鸡粉1克，料酒少许

|做法|

①将红枣、芡实、枸杞、党参、陈皮、姜片放入内锅中。

②锅中加入适量清水，放入清理干净的乳鸽，大火烧开，氽去血水。

③捞出乳鸽，洗去浮沫，放入内锅中。

④另起锅注水烧开，加料酒、盐、鸡粉，拌匀煮沸，把煮好的汤汁倒入内锅中。

⑤盖上内锅锅盖，取隔水炖盅，加入热水，水量不要超过最高水位线。

⑥将内锅放入炖盅，盖上盅盖，选择"参茸"功能，炖1小时即成。

养生小贴士：

乳鸽具有补肝壮肾、益气补血、清热解毒的保健功效，常吃乳鸽还能健脑补神，强健身体，延年益寿。

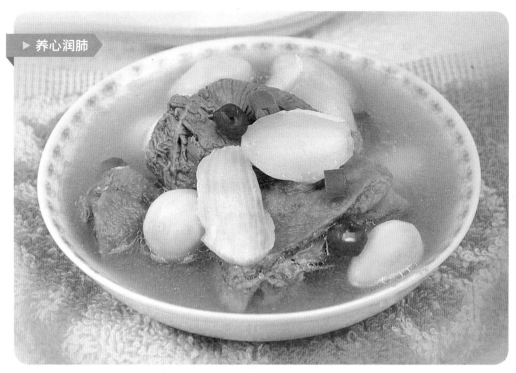

百合银杏鸽子煲

| 材料 | 鸽子1只，水发百合30克，银杏10颗

| 调料 | 盐少许，葱段2克

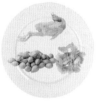

| 做法 | ①将鸽子杀洗干净，斩块，放入沸水锅中，余去血水，捞出洗净；水发百合洗净；银杏洗净备用。②净锅上火倒入水，下入鸽子、水发百合、银杏煲至熟，加盐、葱段调味即可。

椰子肉银耳煲老鸽

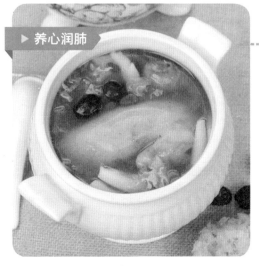

| 材料 | 乳鸽1只，银耳10克，椰子肉100克，红枣、枸杞各适量

| 调料 | 盐少许

| 做法 | ①乳鸽洗净；银耳泡发；红枣、枸杞浸水10分钟。②锅注水烧开，下乳鸽滚尽血渍捞起。③乳鸽、红枣、枸杞放炖盅注水后煲沸，放入椰子肉、银耳，小火煲煮2小时，加盐调味即可。

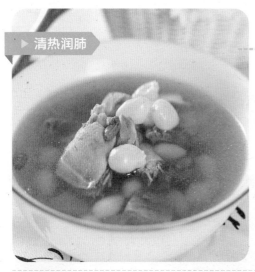

► 清热润肺

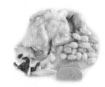 白果炖乳鸽

| 材 料 | 白果20克，乳鸽1只，枸杞20克，火腿2克

| 调 料 | 盐5克，味精2克，胡椒粉适量，绍酒10毫升，姜10克

| 做 法 | ①乳鸽洗净，斩件；姜洗净拍松。②锅加水烧开，下乳鸽氽去血水捞出。③将白果、乳鸽、枸杞、火腿、绍酒、姜放炖锅内，加适量清水，置大火上烧沸，再用小火炖1小时，加盐、味精、胡椒粉调味即成。

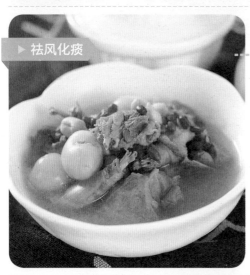

► 祛风化痰

红豆花生乳鸽汤

| 材 料 | 红豆50克，花生50克，桂圆肉30克，乳鸽200克

| 调 料 | 盐5克

| 做 法 | ①红豆、花生、桂圆肉均洗净，浸泡。②乳鸽宰杀后去毛、内脏，洗净，斩大件，入沸水中氽烫，去除血水。③将清水1800毫升放入瓦煲内，煮沸后加入全部原料，大火煲沸后改用小火煲2小时，加盐调味即可。

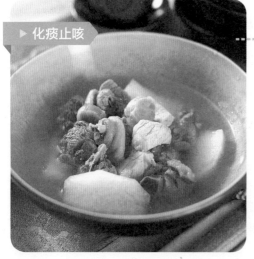

► 化痰止咳

冬瓜干贝老鸭汤

| 材 料 | 冬瓜500克，干贝50克，老鸭1只，猪瘦肉200克

| 调 料 | 陈皮1片，盐少许

| 做 法 | ①干贝泡软，洗净；冬瓜洗净切块；猪瘦肉洗净。②老鸭去内脏洗净去头尾剁块，氽烫5分钟沥干。③锅中倒入适量水，煲至水开时放入所有材料，改以中火继续煲3小时，加盐调味即可。

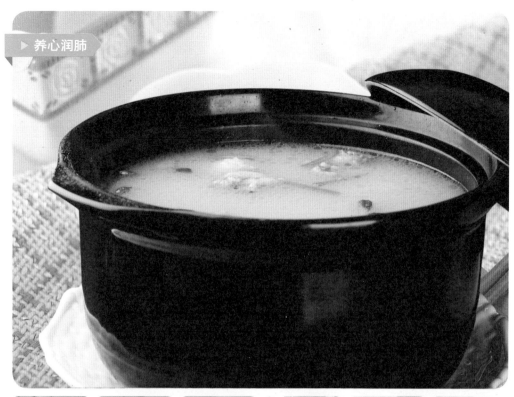

  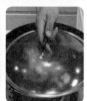

1　2　3　4　5　6

沙参玉竹老鸭汤

|材料| 鸭肉300克，沙参、玉竹各5克，枸杞2克，生姜片、葱段、料酒各少许

|调料| 盐、味精、胡椒粉各适量

|做法|

①将鸭肉处理好，冲洗干净，斩成块。

②锅中倒入适量的清水，倒入鸭块搅散，氽烫至鸭肉断生捞出，放入清水中洗净。

③锅中倒入足量的清水，倒入处理好的鸭块、姜片、沙参、玉竹，加上盖，焖煮至沸腾。

④转到砂煲，加入少许料酒、葱白，大火烧开，小火炖1小时。

⑤汤制成，加盐、味精、胡椒粉调味。

⑥撒入枸杞、葱段，略煮即成。

养生小贴士：

鸭肉含有的脂肪酸熔点低，易于消化。鸭肉富含B族维生素和维生素E，能有效抵抗脚气、神经炎和多种炎症，还能抗衰老。

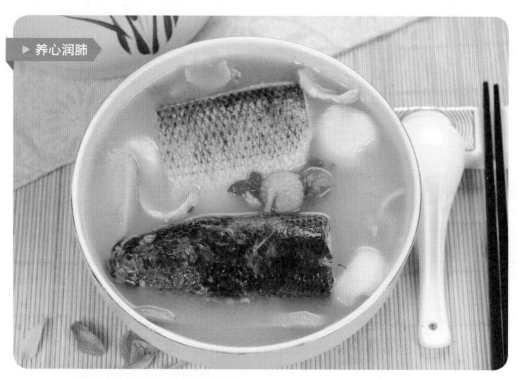

🍲 马蹄百合生鱼汤

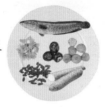

| 材 料 | 生鱼300克，马蹄100克，无花果、淮山、百合、枸杞各适量 |

| 调 料 | 盐少许 |

| 做 法 | ①生鱼宰杀清理干净，切块，汆烫；马蹄去皮洗净；无花果、淮山均洗净；百合、枸杞泡发洗净。②将上述原材料放入汤煲中，加入适量清水，大火烧开后用中火炖12小时，加入盐调味。

🍲 无花果章鱼干鲫鱼汤

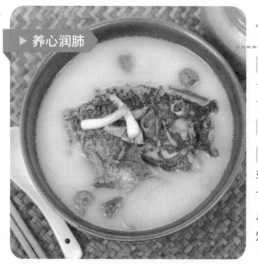

| 材 料 | 鲫鱼1条，章鱼干、无花果、淮山各适量，姜1片 |

| 调 料 | 盐少许，葱段适量 |

| 做 法 | ①鲫鱼宰杀洗净斩两段后下入热油锅略煎；章鱼干泡发洗净切段；淮山洗净。②锅加水，入鲫鱼，烧沸后加章鱼干、无花果、淮山。③改用小火慢炖至熟，加入姜片、葱段熬30分钟调入盐。

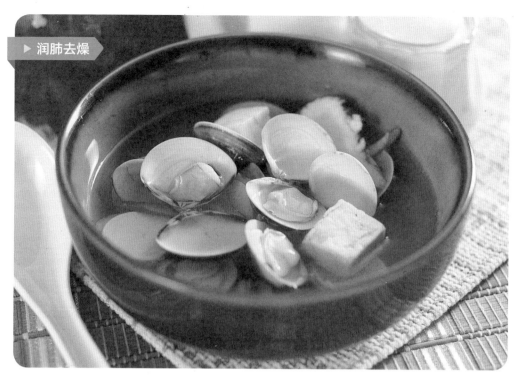

▶ 润肺去燥

甘草蛤蜊汤

| 材 料 | 蛤蜊500克，当归、茯苓、甘草各3克，姜3片

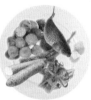

| 调 料 | 盐适量

| 做 法 | ①蛤蜊以少许盐水泡至完全吐沙。②锅内放入适量水，将当归、茯苓、甘草洗净后放入锅内，煮至开后改小火煮约25分钟。③再放入蛤蜊，煮至蛤蜊张开，加入姜片及盐调味即可。

▶ 养心润肺

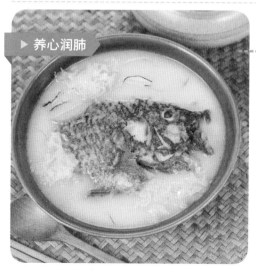

海底椰银耳煲鲫鱼

| 材 料 | 鲫鱼350克，海底椰适量，银耳50克

| 调 料 | 盐少许，姜1片

| 做 法 | ①鲫鱼清理干净，斩段，下入热油锅略煎；海底椰洗净备用；银耳泡发洗净，撕成小片。②锅中加水烧沸，放入鲫鱼煲出香味，撇去浮沫。③加入海底椰、银耳、姜片，用中火慢炖2小时，调入盐搅匀即可。

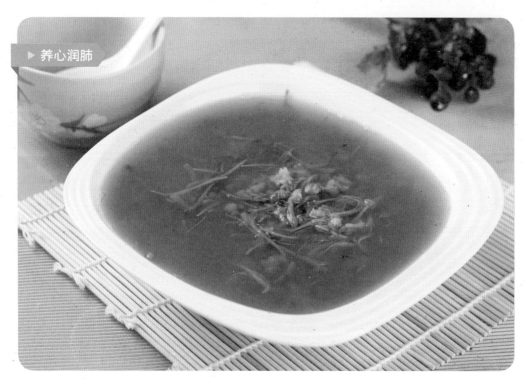

金银花绿豆汤

|材 料| 水发金银花70克，水发绿豆120克

|调 料| 盐少许

|做 法|

① 砂锅中注入适量清水烧开，倒入泡好的绿豆。

② 再放入洗好的金银花，轻轻搅拌几下，使食材混合均匀。

③ 盖上盖，煮沸后用小火炖煮约30分钟，至食材熟透。

④ 揭开盖，加入少许盐调味，用锅勺搅拌均匀。

⑤ 续煮一小会儿，至汤汁入味。

⑥ 关火后盛出煮好的绿豆汤，装入碗中即成。

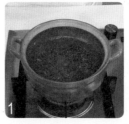
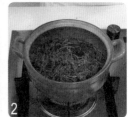
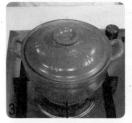
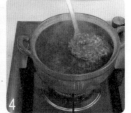
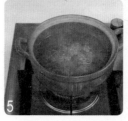
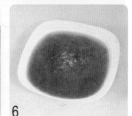

PART 7

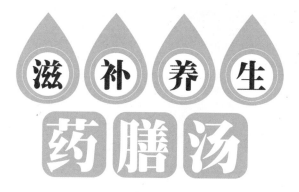

滋补养生
药膳汤

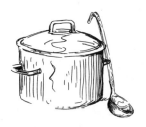

　　养生，是一个亘古不变的话题，人人都希望自己和家人健康长寿。无论一个人身体有多健康，都需要注重保养，就如同一台机器无论零件如何精细发达，长年累月地放松保养，也必定会加速其衰败的步伐。日常生活中，可以经常食用各种汤类，尤其是本章中的这一类滋补养生药膳汤，它们全都是根据古代医学的智慧以及现代医学科学而精心选择和编写的，长期食用，可以达到意想不到的养生效果。

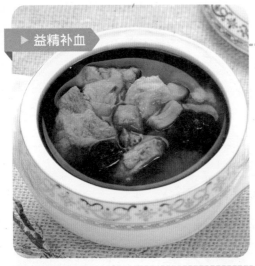

▶ 益精补血

干贝黄精生熟地炖瘦肉

| 材 料 | 瘦肉350克，干贝、黄精、生地、熟地各10克

| 调 料 | 盐6克，鸡精4克

| 做 法 | ①瘦肉洗净，切块，汆烫；干贝、黄精、生地、熟地分别洗净，切片。②锅中注水，烧沸，放入瘦肉炖1小时。③再放入干贝、黄精、生地、熟地慢炖1小时，加入盐和鸡精调味即可。

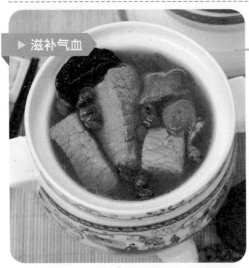

▶ 滋补气血

灵芝石斛鱼胶猪肉汤

| 材 料 | 瘦肉300克，灵芝、石斛、鱼胶各适量

| 调 料 | 盐6克，鸡精5克

| 做 法 | ①瘦肉洗净，切块，汆烫；灵芝、鱼胶洗净，浸泡；石斛洗净，切片。②将瘦肉、灵芝、石斛、鱼胶放入锅中，加入清水慢炖。③炖至鱼胶变软散开后，调入盐和鸡精即可食用。

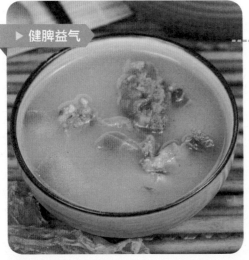

▶ 健脾益气

胡萝卜花胶猪腱汤

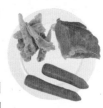

| 材 料 | 猪腱200克，胡萝卜100克，花胶15克

| 调 料 | 盐3克

| 做 法 | ①猪腱洗净，剁成大块；胡萝卜洗净，切块；花胶洗净。②净锅入水烧沸，下猪腱滚尽血水，捞出洗净。③炖盅内注入清水烧开，将猪腱、胡萝卜、花胶放入，用小火煲煮2.5小时，加盐调味即可。

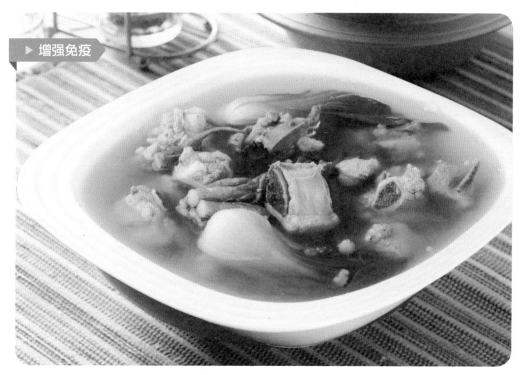

西洋参排骨滋补汤

|材 料|排骨400克，
上海青20克，西洋参
15克，姜片少许

|调 料|盐3克，鸡粉
2克，料酒适量

|做 法|

①洗净的排骨斩成小件；洗好的上海青对半切开；洗净的西洋参切成段。

②锅中注水煮沸，倒入排骨段拌匀，煮约2分钟，撇去浮沫，捞出沥干水分。

③砂煲注水煮沸，放入西洋参、排骨段、姜片，再淋入少许料酒拌匀。

④盖上盖，煮沸后再用小火煮约1小时至食材熟透。

⑤揭盖，加入盐、鸡粉，放入上海青煮熟，捞出上海青，待用。

⑥将剩余食材盛入汤碗中，倒入砂煲中的汤汁，再把上海青摆上即成。

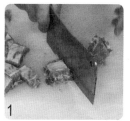
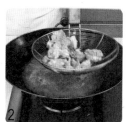
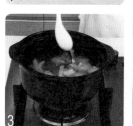
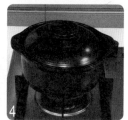
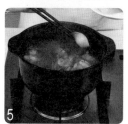
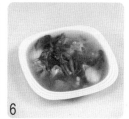

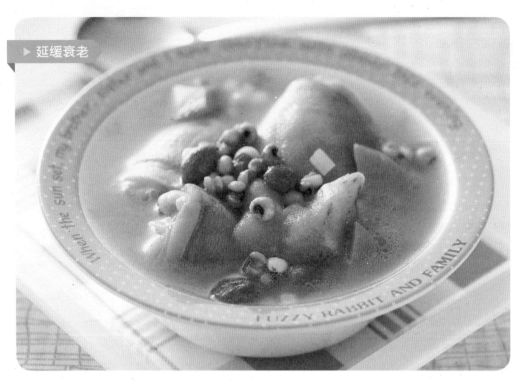

▶ 延缓衰老

人参猪蹄汤

|材料|人参须、黄芪、麦门冬、枸杞10克，薏米50克，猪蹄200克，胡萝卜100克，姜片3克

|调料|盐3克

|做法|①人参须、黄芪、麦门冬洗净，放棉袋；枸杞、薏米洗净放锅中；胡萝卜洗净切块放锅中。②猪蹄洗净剁小块，汆烫后放锅中。③锅中放姜片、水煮沸后小火煮30分钟捞出药材煲煮至猪蹄熟透，加盐即可。

▶ 舒筋活络

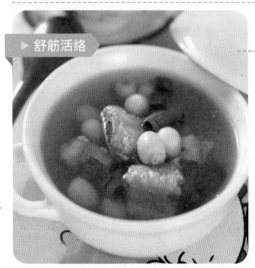

鲜莲排骨汤

|材料|新鲜莲子150克，排骨200克，生姜5克，巴戟5克

|调料|盐4克，味精3克

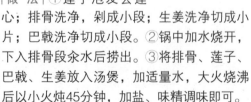

|做法|①莲子泡发去莲心；排骨洗净，剁成小段；生姜洗净切成小片；巴戟洗净切成小段。②锅中加水烧开，下入排骨段汆水后捞出。③将排骨、莲子、巴戟、生姜放入汤煲，加适量水，大火烧沸后以小火炖45分钟，加盐、味精调味即可。

绿豆陈皮排骨汤

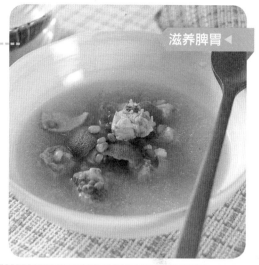

滋养脾胃

| 材 料 | 绿豆60克，排骨250克，陈皮15克

| 调 料 | 盐少许，生抽适量

| 做 法 | ①绿豆除去杂物和坏豆子，清洗干净。② 排骨洗净斩件，氽烫；陈皮浸软，刮去瓤，洗净；③锅中加适量水，放入陈皮先煲开，再将排骨、绿豆放入煮10分钟，改小火再煲3小时，加适量盐、生抽调味即可。

沙葛花生猪骨汤

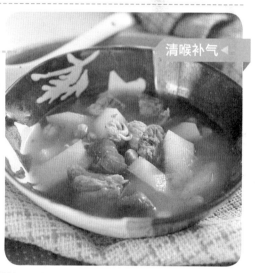

清喉补气

| 材 料 | 沙葛500克，花生50克，墨鱼干30克，猪骨500克，蜜枣3颗

| 调 料 | 盐5克

| 做 法 | ①沙葛去皮，洗净，切成块状。②花生、墨鱼干洗净；蜜枣洗净。③猪骨斩件，洗净，氽烫。④将清水2000毫升放入瓦煲内，煮沸后加入以上材料，大火煮沸后改用小火煲3小时，加盐调味即可。

雪梨猪腱汤

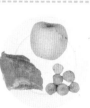

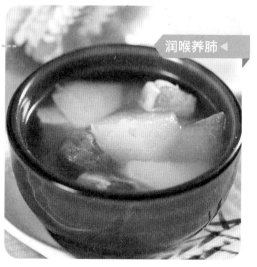

润喉养肺

| 材 料 | 猪腱500克，雪梨1个，无花果8个

| 调 料 | 盐5克或冰糖10克

| 做 法 | ①猪腱洗净，切块；雪梨洗净去皮切成块，无花果用清水浸泡，洗净。②把全部用料放入清水煲内，武火煮沸后，改文火煲2小时。③加盐调成咸汤或加冰糖调成甜汤供用（可根据自己的口味调用）。

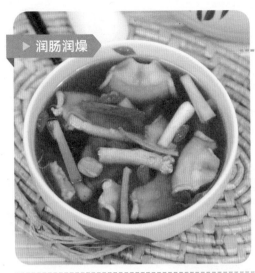

▶ 润肠润燥

猪肠莲子枸杞汤

| 材 料 | 猪肠150克，鸡
脚、红枣、枸杞、党参、
莲子各适量

| 调 料 | 盐、葱段适量

| 做 法 | ①猪肠切段，洗
净；鸡脚、党参洗净；莲子去莲心洗净。
②锅注水烧开，下猪肠氽透，捞出。③将猪
肠、鸡脚、红枣、枸杞、党参、莲子放入瓦
煲，注入适量清水，大火烧开后改为小火炖
煮2小时，加盐调味，撒上葱段即可。

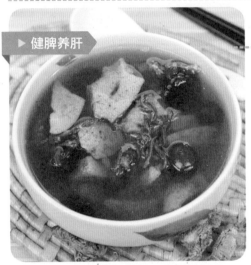

▶ 健脾养肝

蝉花熟地猪肝汤

| 材 料 | 蝉花10克，熟地
12克，猪肝180克，红枣6
个，姜适量

| 调 料 | 盐6克，淀粉、胡
椒粉、香油各适量

| 做 法 | ①蝉花、熟地洗净；猪肝洗净切片
加淀粉、胡椒粉、香油腌渍；姜洗净去皮切
片。②蝉花、熟地、红枣、姜片放煲内注
水，大火煲沸后改为中火煲约2小时，放入
猪肝滚熟。③放入盐调味即可。

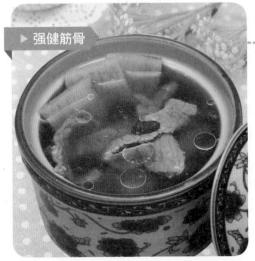

▶ 强健筋骨

枸杞牛肉汤

| 材 料 | 新鲜山药600克，
牛肉500克，枸杞10克

| 调 料 | 盐6克

| 做 法 | ①牛肉洗净，氽
烫后捞起，再冲净1次，
待凉后切成薄片备用。②山药削皮，洗净切
块。③将牛肉放入炖锅中，加适量水，以大
火煮沸后转小火慢炖1小时。④加入山药、
枸杞，续煮10分钟，加盐调味即可。

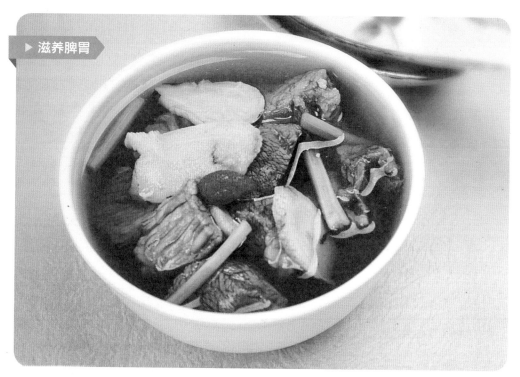

▶ 滋养脾胃

🍲 黄芪牛肉汤

| 材 料 | 牛肉450克，黄芪6克

| 调 料 | 盐6克，葱段2克，香菜30克

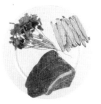

| 做 法 | ① 将牛肉用清水冲洗干净，切成块，放入沸水锅中汆去血水；香菜择好，冲洗干净，切段；黄芪用温水洗净备用。② 净锅上火倒入水，下入牛肉、黄芪煲至成熟，撒入葱段、香菜、盐调味即可。

🍲 五加皮牛肉汤

▶ 调中下气

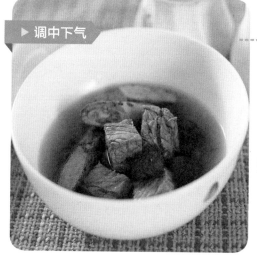

| 材 料 | 五加皮15克，牛大力100克，黑豆45克，红枣（去核）10颗，牛肉150克

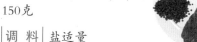

| 调 料 | 盐适量

| 做 法 | ① 将五加皮、牛大力洗净，用纱布包好。② 将黑豆、红枣洗净，黑豆用清水浸泡1小时；牛肉洗净，切小块。③ 将全部材料放入砂煲内，加适量清水，大火煮沸后改小火煲2小时，加盐调味即可。

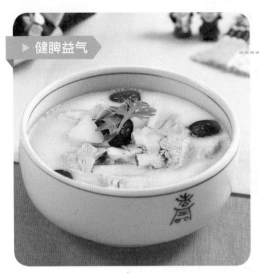

健脾益气

🍲 羊排红枣山药滋补煲

| 材 料 | 羊排350克，山药175克，红枣4颗

| 调 料 | 盐适量

| 做 法 | ①将羊排用清水冲洗干净，切成块，余烫；山药去皮，洗净，切块；红枣洗净备用。②净锅上火倒入水，下入羊排、山药、红枣，以大火煲沸后转小火煲至熟，加盐调味即可。

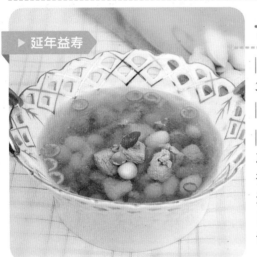

延年益寿

🍲 银杏青豆羊肉汤

| 材 料 | 羊肉250克，银杏30克，青豆10克

| 调 料 | 盐、高汤各适量

| 做 法 | ①将羊肉用清水冲洗干净，切成丁；把银杏洗净，青豆洗净备用。②炖锅上火，倒入适量高汤，下入切好的羊肉、银杏、青豆，以大火烧沸后转小火，直至食材全部煲熟，调入盐即可。

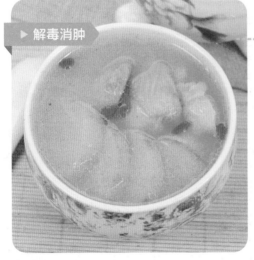

解毒消肿

🍲 节瓜鸡肉汤

| 材 料 | 鸡肉250克，节瓜100克，枸杞15克

| 调 料 | 盐5克，鸡精3克

| 做 法 | ①鸡肉清理干净，切块，余烫；节瓜去皮，洗净切块；枸杞洗净，泡发。②炖锅中注入适量水，放入鸡肉、节瓜、枸杞，大火煲沸后转小火慢炖1.5小时。③加入盐和鸡精调味，出锅即可。

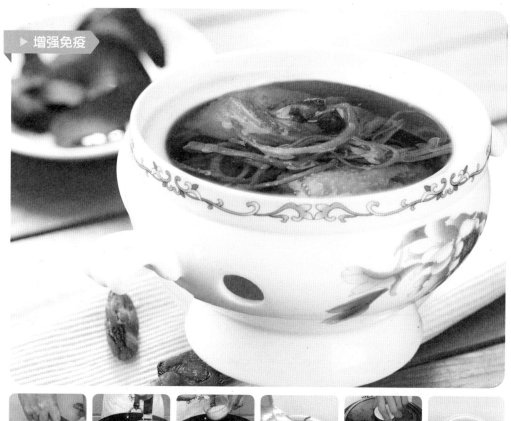

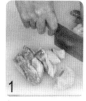

1　2　3　4　5　6

虫草花鸡汤

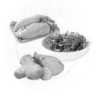

材料 虫草花30克，鸡肉400克，姜片少许

调料 盐、料酒、鸡粉、味精、高汤各适量

做法

①将洗净的鸡肉斩块。

②锅中注水，放入鸡块煮开后撇去浮沫，捞出鸡块，过凉水后装入盘中。

③另起锅，倒入适量高汤，加入料酒、鸡粉、盐、味精，搅匀调味并烧开。

④将鸡块放入炖盅内，加入姜片、洗好的虫草花，倒入高汤，盖上盖子。

⑤炖锅加适量清水，放入炖盅通电，加盖炖1小时。

⑥揭盖，取出炖盅，稍放凉即可食用。

养生小贴士：

鸡肉性温、味甘，含有蛋白质、脂肪、维生素B_1、维生素B_2、烟酸、维生素A，维生素C、钙、磷、铁等多种成分。另外，鸡肉还含有对人体生长发育有重要作用的磷脂类，是我国人体膳食结构中脂肪和磷脂的重要来源之一。

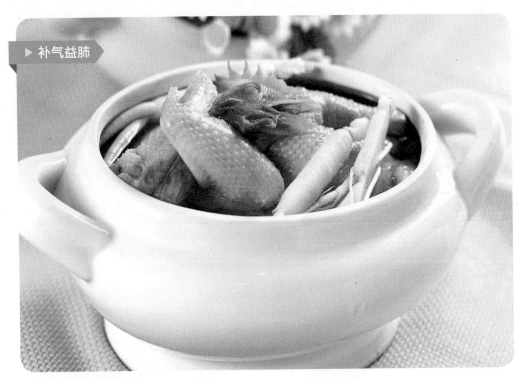

🍲 鲜人参炖鸡

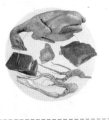

| 材 料 | 家鸡1只，鲜人参2条，猪瘦肉200克，金华火腿30克，花雕酒3毫升，生姜2片

| 调 料 | 盐2克，鸡精2克，味精3克，浓缩鸡汁2毫升

| 做 法 | ①鸡洗净背部开刀；猪瘦肉洗净，切粒；金华火腿洗净切粒；人参洗净。②把所有的原材料装进炖盅，隔水炖4小时。③在炖好的汤里加入调味料即可。

🍲 人参鸡汤

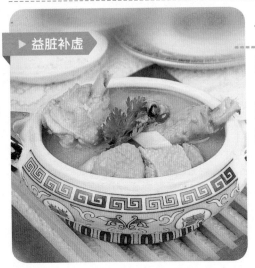

| 材 料 | 山鸡250克，人参1支，姜片2克

| 调 料 | 盐5克

| 做 法 | ①将山鸡用清水洗净，斩块氽烫；人参洗净备用。②汤锅上火倒入水，下山鸡、人参、姜片，大火煲沸后转小火煲至熟，加盐调味即可。

西洋菜鸡汤

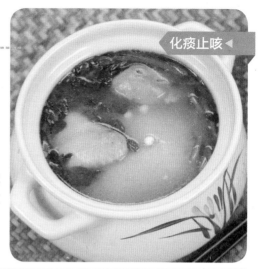

化痰止咳

| 材 料 | 鸡400克，西洋菜100克，川贝、枸杞各少许

| 调 料 | 盐6克

| 做 法 | ①鸡洗净，氽烫；西洋菜洗净；川贝洗净；枸杞洗净，浸泡。②将鸡、川贝、枸杞放入锅中，加适量清水慢炖2.5小时。③放入西洋菜，加入盐稍炖后，关火出锅即可。

平菇木耳鸡丝汤

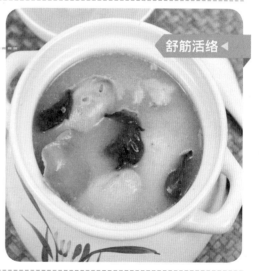

舒筋活络

| 材 料 | 鸡300克，平菇50克，黑木耳30克

| 调 料 | 盐6克

| 做 法 | ①鸡处理好，用清水冲洗净，斩件，氽烫；平菇洗净；黑木耳泡发，洗净。②将鸡、平菇、黑木耳放入炖盅中，加适量水，盖好。③用小火慢炖1.5个小时，加入盐即可食用。

花胶冬菇鸡脚汤

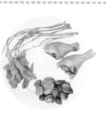

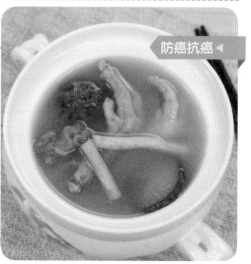

防癌抗癌

| 材 料 | 鸡脚200克，花胶、冬菇、党参各适量

| 调 料 | 盐5克，鸡精3克

| 做 法 | ①鸡脚洗净，氽烫；花胶洗净，浸泡；冬菇洗净，浸泡；党参洗净，切段。②锅中放入鸡脚、花胶、冬菇、党参，加入清水，炖2小时。③调入盐和鸡精即可。

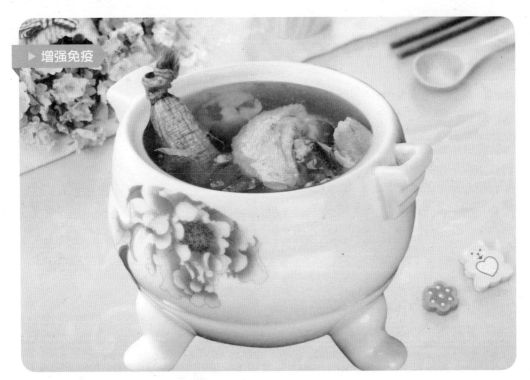

人参滋补汤

|材 料|鸡肉300克，猪瘦肉35克，人参、党参、北芪、龙眼、枸杞、红枣、姜片各适量

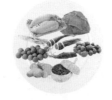

|调 料|高汤、盐、鸡粉、味精各适量

|做 法|

①鸡肉洗净斩块。

②锅中注水，倒入鸡块、猪瘦肉，氽约5分钟至断生捞出，沥干水分。

③将煮好的鸡块、猪瘦肉放入炖盅，再加入洗净的药材和姜片。

④锅中倒入高汤煮沸，加盐、鸡粉、味精调味，舀入炖盅，加上盖。

⑤炖锅中加入适量清水，放入炖盅，加盖炖1小时。

⑥汤炖成，取出即成。

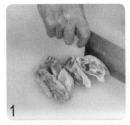

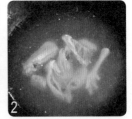

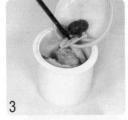

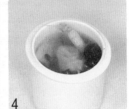

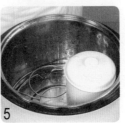

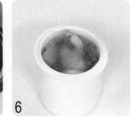

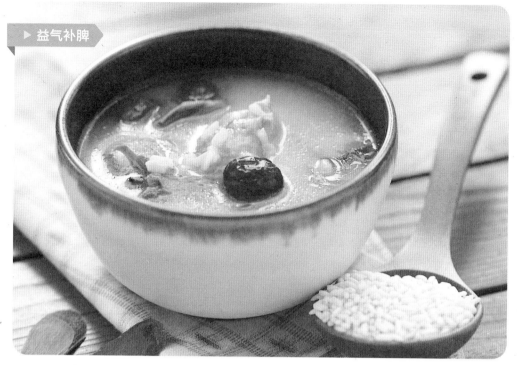

▶ 益气补脾

人参糯米鸡汤

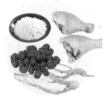

| 材 料 | 人参15克，糯米20克，鸡腿1只，红枣10克

| 调 料 | 盐6克

| 做 法 | ①糯米淘洗干净，用清水泡1小时，沥干；人参洗净，切片；红枣洗净。②鸡腿剁块，汆烫后捞起。③将糯米、鸡块和参片、红枣盛入炖锅，加水1600毫升，以大火煮开后转小火炖至肉熟米烂，加盐调味即可。

黄精山药鸡汤

▶ 增强免疫

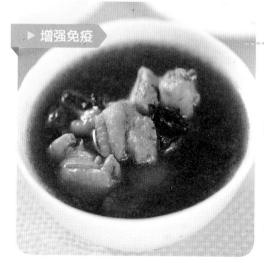

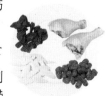

| 材 料 | 黄精10克，山药200克，红枣8枚，鸡腿1只

| 调 料 | 盐6克，味精适量

| 做 法 | ①鸡腿洗净，剁块，放入沸水中汆烫，捞起冲净；黄精、红枣洗净；山药去皮洗净，切小块。②将鸡腿、黄精、红枣放入锅中，加7碗水，以大火煮开，转小火续煮20分钟。③加入山药续煮10分钟，加入盐、味精调味即成。

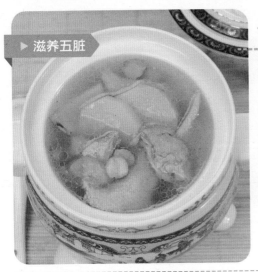

▶ 滋养五脏

节瓜山药莲子煲老鸭

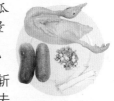

| 材 料 | 老鸭400克，节瓜150克，山药、莲子各适量

| 调 料 | 盐5克，鸡精3克

| 做 法 | ①老鸭洗净，斩件，汆烫；山药洗净，去皮，切块；节瓜洗净，去皮切片；莲子洗净，去莲心。②汤锅中放入老鸭肉、山药、节瓜、莲子，加入适量清水。③大火烧沸后以小火慢炖2.5小时，调入盐和鸡精即可。

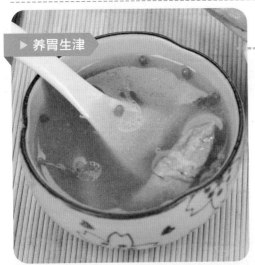

▶ 养胃生津

陈皮绿豆煲老鸭

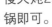

| 材 料 | 老鸭450克，绿豆50克，陈皮20克

| 调 料 | 盐、鸡精各5克

| 做 法 | ①老鸭洗净，斩件，入沸水锅中汆去血水；绿豆洗净，泡发；陈皮洗净，切片。②锅中注水，烧沸后放入老鸭肉、绿豆、陈皮慢火炖2小时。③调入盐、鸡精拌匀后，出锅即可。

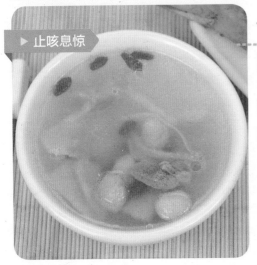

▶ 止咳息惊

山药枸杞老鸭汤

| 材 料 | 老鸭300克，山药20克，枸杞15克

| 调 料 | 盐4克，鸡精3克

| 做 法 | ①老鸭洗净，斩件，汆烫；山药洗净，去皮，切片；枸杞洗净，浸泡。②锅中注水，烧沸后放入老鸭肉、山药、枸杞，慢火炖2小时。③调入盐、鸡精，待汤色变浓后起锅即可食用。

桂圆干老鸭汤

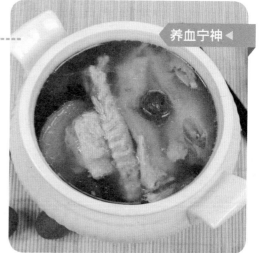

养血宁神 ◀

| 材 料 | 老鸭500克，桂圆干20克，生姜少许

| 调 料 | 盐6克，鸡精2克

| 做 法 | ①老鸭洗净，斩件，入沸水锅汆烫；桂圆干去壳；生姜洗净，切片。②将老鸭肉、桂圆干、生姜放入锅中，加入适量清水，以小火慢炖。③待桂圆干变得圆润之后，调入盐、鸡精即可。

佛手瓜老鸭汤

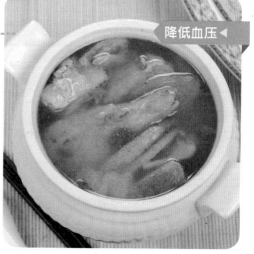

降低血压 ◀

| 材 料 | 老鸭250克，佛手瓜100克，枸杞15克

| 调 料 | 盐5克，鸡精3克

| 做 法 | ①老鸭洗净，斩件，汆烫；佛手瓜洗净，切片；枸杞洗净，浸泡。②锅中放入老鸭肉、佛手瓜、枸杞，加入适量清水，小火慢炖。③至香味四溢时，调入盐和鸡精，稍炖，出锅即可。

北芪党参水鸭汤

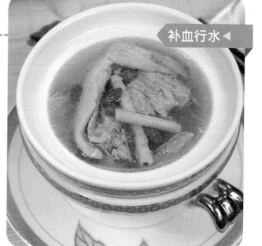

补血行水 ◀

| 材 料 | 水鸭300克，枸杞10克，北芪、党参各适量

| 调 料 | 盐、鸡精各3克

| 做 法 | ①水鸭洗净，斩件，汆烫；北芪洗净，切段；党参洗净，切段；枸杞洗净，浸泡。②锅中注入适量水，烧沸后放入水鸭肉、北芪、党参、枸杞，以小火慢炖2小时。③调入盐、鸡精即可。

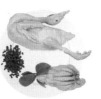

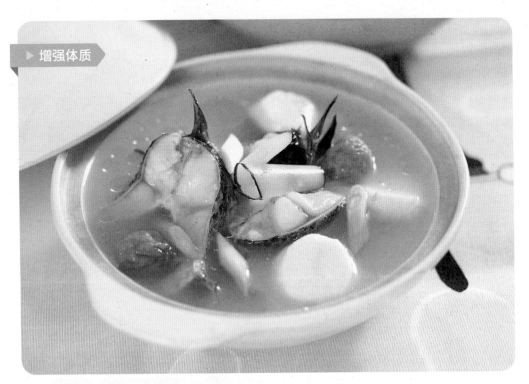

海底椰无花果生鱼汤

| 材 料 | 生鱼1条，无花果10克，马蹄50克，海底椰10克

| 调 料 | 盐4克，味精5克

| 做 法 | ①海底椰、无花果用清水洗净，生鱼宰杀好，冲洗干净，斩成小段。②煎锅上火，注入食用油烧热，下入生鱼段煎熟。③将所有材料加适量清水炖40分钟后，加盐、味精调味即可。

海参甲鱼汤

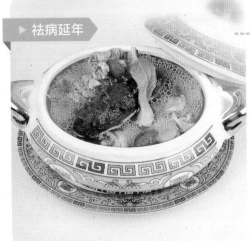

| 材 料 | 水发海参100克，甲鱼1只，枸杞10克

| 调 料 | 高汤、盐各适量，味精3克

| 做 法 | ①将海参处理好，清洗干净；甲鱼处理好，清洗干净，斩块，入沸水锅氽烫备用；枸杞洗净。②瓦煲上火，倒入高汤，下入甲鱼、海参、枸杞煲至熟，加盐、味精调味即可。